몸속 대청소를 통한
갑상선 기능저하 평생 관리하기

갑상선 기능저하 평생 관리하기

초판인쇄	2016년 5월 20일
초판발행	2016년 5월 20일

지은이	정윤섭
표지디자인	김보라

인쇄·제작	(주)이모션티피에스
출판등록	2007년 8월 28일 제301-2013-127호
주소	서울시 중구 인현동2가 192-20 정암프라자3층
전화	02-2263-6414
팩스	02-2268-9481
이메일	emotion_d@naver.com

ISBN 978-89-97123-63-6

값 25,000원

* 이 책은 저작권법으로 보호받는 저작물입니다.
* 이 책의 내용을 전부 또는 일부를 무단으로 전재하거나 복제할 수 없습니다.

* 파본이나 잘못된 책은 바꿔드립니다.

몸속 대청소를 통한

갑상선 기능저하 평생 관리하기

의학박사 **정윤섭** 지음

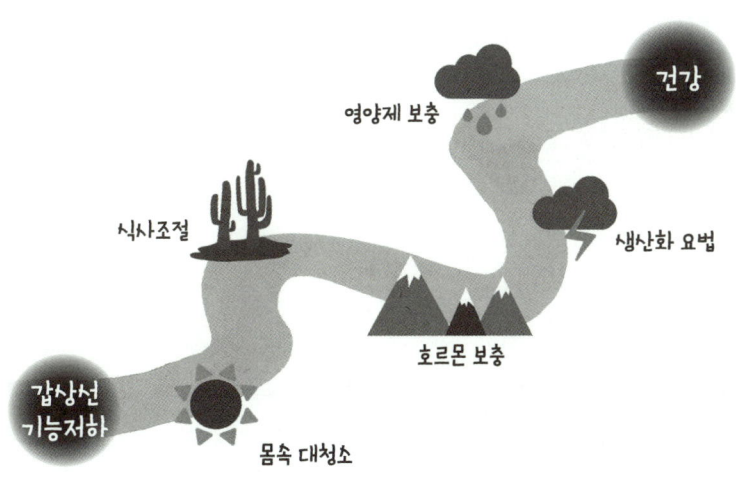

(주)이모션티피에스

서론

내가 갑상선 건강에 관심을 갖게 된 이유는 바로 내 자신이 갑상선 기능저하 상태에 빠져 고생을 하고 있기 때문이다. 의사인 나도 처음에 내가 추위를 타고 기력이 떨어져 가는 것을 단순히 나이 탓이라고만 생각하고 대수롭지 않게 생각했었다. 그래서 이런 문제를 해결하기 위해 노화방지 차원에서 해답을 찾으려고만 노력했다. 그러나 아무리 항산화, 항노화 방면으로 접근해도 증상이 개선되지 않았다. 아침에 잠자리에서 눈을 뜨면 몸이 춥다는 느낌부터 들고 체온을 재보면 35.9℃ 정도까지 기초 체온이 저하된 상태가 전혀 개선되지 않았다. 그래서 나는 이 문제를 근본적으로 해결하기 위해 여러 측면에서 공부한 결과 내 자신의 갑상선 기능이 많이 저하되어 있다는 사실을 깨닫게 된 것이다. 동시에 이것은 나의 부신 기능 저하와도 연관되어 있다는 사실도 알게 되었다. 그래서 이를 근본적으로 해결하는 방법을 사용하지 않고 노화방지 차원에서 피상적으로 접근하기만 하면 결코 나의 이런 문제를 해결할 수 없다는 사실을 절감하게 되었다.

나는 이 사실이 너무도 중요하고 진정으로 노화방지를 추구하는 사람이라면 반드시 갑상선의 기능을 염두에 두고 이를 평생 관리하는 방법을 알아야 한다고 생각하여 이 책을 쓰게 되었다.

그러나 현대 의학은 이런 문제를 제대로 직시하지 못하고 있다. 현행 진단 기준에 의하면 나의 경우도 갑상선 기능이 정상으로 나온다. 이처럼 현행 주류의학은 갑상선 기능에 대해 올바른 판단을 내리지 못하고 있는 상태다. 그래서 많은 사람들이 갑상선 기능이 저하되어 있는데도 제대로 된 진단을 받지 못하고 있다. 오히려 이를 나이 탓으로 돌리며 방치하고 있거나 또는 쓸데없이 엉뚱한 검사나 치료를 받으며 방황하고 있는 실정이다.

갑상선 건강을 생각할 때 여러분이 가장 먼저 이해해야 할 점은 갑상선 기능저하증이라고 해서 갑상선 샘이라는 조직에만 시선을 고정시키면 안 된다는 사실이다. 우리 몸에서 갑상선 호르몬이 제 기능을 제대로 발휘하기 위해서는 그것이 작용하기까지 거쳐야 하는 여러 경로가 있다. 이를 '**갑상선 호르몬 경로**'라고 하는데 이 경로 상에 장애물이 하나도 없는 상태가 되어야만 갑상선 기능이 정상적으로 돌아갈 수 있다는 점을 분명하게 인식해야 한다. 가령 나이 들어서 세포가 제 기능을 못해 갑상선 호르몬을 제대로 받아들일 수 없다면 아무리 갑상선 호르몬을 외부에서 공급해 준다고 해도 갑상선 기능저하증에 빠지게 될 수밖에 없다. 이런 이유로 갑상선 건강 문제는 몸속 환경이라는 관점에서 접근해야 그 문제를 확실하게 풀 수가 있다.

같은 이유로 갑상선 기능저하증에 빠지는 것도 하루아침에 일어나는 경우는 드물고 대부분은 서서히 일어나게 되는 몸속 환경의 변화 과정이라고 이해해야 한다. 물론 갑상선 샘 조직을 공격하는 염증 반응이나 또는 이를 절제하는 수술을 받은 경우에는 이를 계기로 확실하게 갑상선 기능저하증이 나타나게 되는 것을 자각할 수 있다. 그러나 나처럼 생활 속의 각종 스트레스로 인해 갑상선 기능이 저하되는 경우에는 이것이 서서히 진행되기 때문에 언제부터 갑상선 기능저하증에 빠졌는지 분명하게 알 수가 없다.

그래서 우리 주변에 보면 갑상선 기능저하증 상태로 살아가고 있으면서도 자신이 언제부터 갑상선 기능저하증에 빠지게 되었는지 모르면서 사는 사람들이 많이 있음을 볼 수 있다. 그러다 보니 내가 환자들에게 당신의 갑상선 기능이 저하되어 있는 상태라고 말해주면 이를 이해하지 못하겠다는 반응을 보이는 사람들도 종종 있다. 이런 문제점을 해결하기 위해서라도 나는 이 책을 통해 우리가 갑상선 건강에 대해 새로운 시각을 가져야 한다는 생각을 이 세상에 널리 퍼트리고 싶다. 즉, 몸속 환경의 차원에서 갑상선 건강을 바라보아야 한다고 주장하고 싶은 것이다.

현대 주류의학에서는 갑상선 기능저하증을 너무 제한된 환자들에게만 적용하도록 그 규정을 정해놓고 있다. 특히 갑상선 샘 조직에 문제가 있는 경우만을 그 범주 안에 포함시키려 하고 있다. 그렇지만 이는 의학이 분과적으로 나눠진 병폐에서 비롯된 것으로 **"몸은 하나이며 의학도 몸 전체를 보는 학문이어야 한다"**는 나의 평소 지론에서 비춰보면 이는 매우 잘못된 것임을 알 수 있다. 왜냐하면 앞서 말한 '**갑상선 호르몬 경로**'가 갑상선 샘 조직에서만 일어나는 것이 아니라 몸 전체에서 일어나는 일련의 복합적 과정이기 때문이다.

이런 이유로 나는 갑상선 기능저하증 환자를 대할 때마다 갑상선 샘 조직만 보지 않고 몸 전체를 본다. 만약 갑상선 샘 조직만 보고 치료를 하게 되면 일부 환자들에서는 처음에 효과를 볼 수 있지만 나중에 전부 효과를 볼 수가 없게 된다. 그것은 나머지 몸 전체를 빼먹고 치료를 하기 때문에 생기는 당연한 결과다. 그래서 내가 시행하는 '**양생 갑상선 기능회복 프로그램**'은 몸 전체를 관리하는 **전신 관리 프로그램**이 될 수밖에 없다. 이런 이유로 나는 갑상선 기능저하증 환자들에게 우선 "**몸속 대청소**" 프로그램부터 실시하도록 권하고 있다. 여기에 갑상선 샘 조직의 기능을 도와주는 "**갑상선 영양 및 호르몬 보충 요법**"과 문제의 일차적인 원인인 "**스트레스 완화법**"을 추가로 더해서 갑상선 기능저하증 문제를 포괄적으로 해결하는 방법을 제공하고 있다. 게다가 갑상선 호르몬이 세포 속으로 들어가 에너지를 생산하는 작업을 원활하게 수행하여 몸속의 산소이용률을 높이는 결과를 가져와야 한다고 생각하여 **생산화 요법**을 추가하여 실시하고 있다.

양생 갑상선 기능회복 프로그램

| 몸속 대청소 | + | 갑상선 영양/호르몬 보충 | + | 스트레스 완화법 | + | 산화적 대사 증대법 |

그러므로 갑상선 기능회복을 원하는 사람은 단지 몇 알의 알약이나 보약만으로 문제가 해결될 것이라는 생각을 버려야 한다. 그런 마법과 같은 약은 단언하건데 이 세상에 없다. 갑상선 호르몬을 보충해 주는 것도 어느 단계를 넘어가면서부터는 점차 그 효력을 상실하기 시작한다. 따라서 갑상선 기능이 저하된 사람들은 자신의 건강을 관리하기 위한 평생 관리 계획을 나름대로 가지고 있어야 한다. 그래서 자신의 인생 설계의 일부분으로 이를 포함시켜 놓아야 한다. 더구나 나이가 들면 누구나 갑상선 기능이 떨어지게 된

다는 점까지 고려해 본다면 나의 이런 생각이 틀린 것이 아님을 다시 한 번 확신할 수 있다.

또 한 가지 갑상선 기능의 중요성에 대한 인식의 재고가 필요하다는 점을 꼭 덧붙이고 싶다. 사람들이 심장병, 암, 우울증, 당뇨 등의 질병에는 많은 관심을 보이고 있다. 그러나 **갑상선 기능이 저하되면 이런 질환에 더 잘 걸리게 된다는 사실을 알고 있는 사람은 별로 없다.** 갑상선 기능이 저하되면 세포의 에너지 생산이 떨어지고 산소이용률도 저하되어 체온이 떨어진다. 당연히 세포의 각종 기능과 면역력이 저하되어 각종 감염이나 염증에 취약한 상태로 전락할 수밖에 없다. 그 결과로 여러분이 심장병, 암, 우울증, 당뇨 등과 같은 만성 질환에 걸리게 된다고 생각해보면 어떨까? 이렇게 본다면 **갑상선 기능저하증이 바로 만성 성인병과 암을 불러오는 전령이라는 나의 생각이 너무 틀린 생각이 아니라는 점을 이해할 수 있을 것이다.** 그러므로 이런 점 때문이라도 만성질환자들이나 암 환자들은 자신의 갑상선 기능이 저하되어 있는지 여부를 살펴보고 해당 질병을 고치는 데에만 신경 쓰지 말고 문제의 보다 근본이라 할 수 있는 갑상선 기능을 회복시키는 데에도 많은 노력을 기울여야 한다.

이처럼 갑상선 기능은 삶의 질을 결정하는데 있어서 그리고 얼마나 오래 장수하느냐를 결정짓는데 있어서 매우 중요한 역할을 한다. 그러므로 여러분이 사랑하는 가족과 더 오래 동안 행복한 시간을 보내고 싶다면 자신의 인생 계획에서 갑상선 건강을 필수 요인으로 생각하고 이를 아주 높은 우선순위에 올려놓아야 한다.

나는 여러분이 이 책과 본 **양생 갑상선 기능회복 프로그램**을 통해 건강과 인생 전체에서 큰 변화를 맞이하고 새로운 희망의 등불을 발견하길 바란다. 이를 위해 나는 여러분이 좀 더 쉽게 실천할 수 있도록 매우 단순화시켜서 이 책의 내용을 적었다. 일부 전문가들이 보기에는 다양하고 복잡한 인체 생리 대사 기전을 너무 단순화시킨 것이 아니냐며 비판을 할 수가 있다. 그렇지만 이렇게 단순화 시켜야만 사람들이 실천하기가 쉽기 때문에 일부러 그렇게 한 것이라는 점을 이해하여 주길 바란다. 만약 여러분 각자가 더 많은 공부를 하여 자신의 건강을 잘 관리할 수 있게 되면 그때부터는 좀 더 여유의 폭이 넓어져 다양성을 띠게 될 수 있을 것이라고 생각한다. 그러므로 우선은 내가 이 책에서 말한 방법을 그대로 따라 실천하는데 집중하여 주길 바란다. 그러면 절대 실망하지 않을 것이다. 그리고 장기적으로도 여러분이 노력한 만큼의 대가를 충분히 얻을 수 있을 것이라 생각한다.

인생을 살면서 통증과 고통 그리고 닥쳐올지 모를 건강상의 각종 위험 때문에 불안해하면서 사는 것보다 인생을 즐겁게 즐기면서 사는 것이 훨씬 좋지 않을까? 나는 그것을 위해 이 책에서 말하는 변화쯤은 시도해 볼만한 가치가 있다고 생각한다.

당신이 변하면 당신 주변의 사람들도 당신을 따라 변하게 된다. 그래서 당신의 사랑하는 가족, 친지들도 당신 때문에 더 건강해질 수 있다. 그러므로 부디 이 책이 당신과 당신 가족들의 행복과 건강에 긍정적인 변화를 유도하는 잊지 못할 이정표가 됐으면 하는 마음을 가져본다.

양생 의사 **정 윤 섭**

목차

서론 __ 04

제1부 갑상선 기능저하증 올바로 이해하기

    제1장 갑상선 기능저하증에 대한 이해 __ 014

    제2장 갑상선 기능저하증의 증상들 __ 030

    제3장 갑상선 기능저하증의 원인들 __ 035

    제4장 갑상선 기능저하증 검사방법 __ 052

    제5장 갑상선 기능저하증의 치료 __ 073

제2부 양생 갑상선 기능회복 프로그램

    제6장 양생 갑상선 기능회복 프로그램 개관 __ 092

    제7장 양생 갑상선 기능회복 프로그램 중 식사 플랜 __ 094

    제8장 양질의 단백질이 갑상선 기능에 미치는 영향 __ 100

    제9장 똑똑한 식이지방과 그들이 갑상선 기능에
           미치는 영향 __ 116

    제10장 건강한 탄수화물이 갑상선 기능에 미치는 영향 __ 136

    제11장 갑상선 기능을 살려주는 식품들 __ 168

제12장 양생 갑상선 기능회복 프로그램 중
        호르몬 보충 플랜 __ 180

제13장 양생 갑상선 기능회복 프로그램 중 스트레스 조절 및
        생활 스타일 개선 플랜 __ 215

제14장 양생 갑상선 기능회복 프로그램 중
        산화적 대사율 증대법 __ 243

제15장 종합 실천편 __ 252

부록 __ 277

맺음말 __ 288

제1부
갑상선 기능저하증
올바로 이해하기

제1장 갑상선 기능저하증에 대한 이해

제2장 갑상선 기능저하증의 증상들

제3장 갑상선 기능저하증의 원인들

제4장 갑상선 기능저하증 검사방법

제5장 갑상선 기능저하증의 치료

제1장 갑상선 기능저하증에 대한 이해

　세상에는 갑상선 기능저하증에 대해 많은 오해가 있다. 그러므로 이에 관한 올바른 지식을 알고 있는 것이 무엇보다 중요하다. 왜냐하면 문제를 해결하기 위해서는 문제가 무엇이며 그 본질이 무엇인지 알아야 하기 때문이다.

갑상선 호르몬의 역할
　갑상선 샘은 갑상선 호르몬을 분비하는 내분비 조직이다. 갑상선 호르몬은 몸속의 여러 생리 과정에서 중요한 역할을 한다. 예를 들어, 체온을 유지하고 각종 대사를 원활하게 도와주며 적절한 체중을 유지시켜 주는 일을 한다. 이를 좀 더 깊은 레벨로 들어가 따져보면 갑상선 호르몬은 세포 레벨에서 에너지 생산량을 조절하는 데 매우 중요한 역할을 한다. 모든 세포는 생존하기 위해 에너지를 생산해야 하는데 이 때 갑상선 호르몬이 필요하다. 특히 산소를 이용하여 에너지를 만들어 내는데 꼭 필요한 물질이라 할 수 있다. 예를 들어 우리 몸에서 가장 중요한 장기를 들라 하면 사람들이 심장과 뇌를 들곤 한다. 그렇지만 이 장기 속의 세포들이 에너지를 생산하기 위해서는 갑상선 호르몬이 있어야 한다. 이런 사실을 고려한다면 갑상선 호르몬의 역할이 얼마나 중요한지 단번에 알 수가 있다. 그래서 일부에서는 갑상선 호르몬의 역할을 난로에 비유하기도 한다.

갑상선 호르몬의 작용은 여기서 그치는 것이 아니다. 어린 아이들의 성장과 발달에도 큰 영향을 미치고 카테콜라민의 효과를 증폭시키는 작용도 가지고 있다. 또한 스트레스에 대항하는 호르몬 및 각종 스테로이드 호르몬을 생산하는데도 필요한 요소라고 할 수 있다.

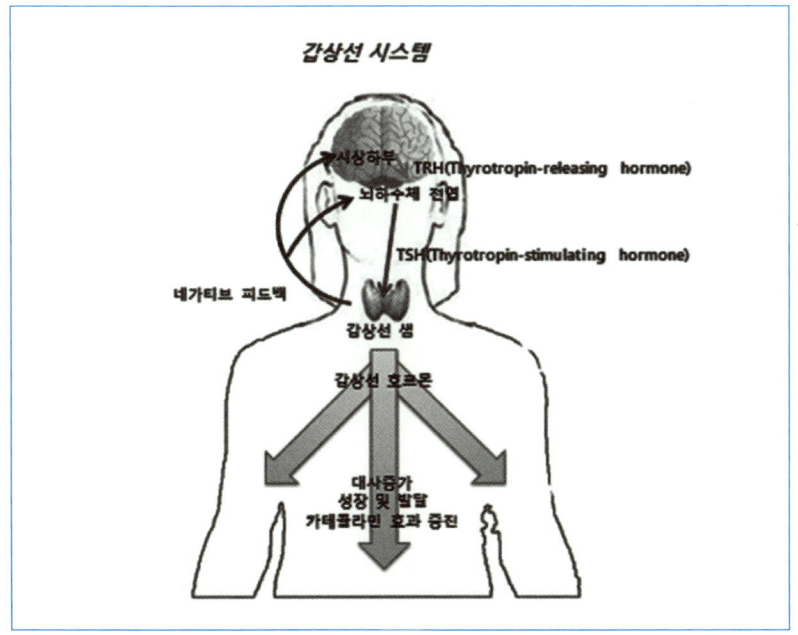

그림 1 ❙ 갑상선 시스템의 구성 및 작용 기전

제1장 갑상선 기능저하증에 대한 이해 • 15

만약 갑상선 호르몬이 부족하여 세포들이 충분한 에너지를 생산하지 못하게 되면 각종 대사 장애 또는 세포 호흡의 장애가 발생하게 되어 세포가 스스로를 치유하는 능력을 상실하고 각종 질병에 걸리게 된다. 이런 상황을 보여주는 가장 극명한 예가 바로 암 발생이다. 세포가 산소를 이용하여 에너지를 생산하지 못하고 무산소 호흡으로 젖산을 만들어 내게 되면 세포 속 환경이 산성으로 바뀌게 된다. 이런 저산소 상태의 산성 환경 하에서 세포는 살아남기 위해 변이를 하게 되는데 그것이 바로 암세포인 것이다. 또한 이런 산성 환경은 세포 주변에 염증을 불러오는 역할을 한다. 그래서 각종 퇴행성 질환, 발달 장애, 자가면역질환, 면역 결핍, 조기 노화 등이 연이어 발생하게 된다.

그러므로 갑상선 기능저하증이 있으면 대사 장애와 세포 기능저하를 기본으로 하여 각종 다른 질환들이 줄줄이 발생하게 되는 문제의 심각성을 깨달을 수 있다. 아마도 모든 질환의 전개 과정 중에는 갑상선 기능저하증은 어느 정도 공통으로 동반되고 있지 않나 추정되고 있다. 특히 암 환자 같은 경우에는 검사 수치와 무관하게 갑상선 기능저하증이 국소적 또는 전신적으로 동반되고 있다고 보아야 한다.

갑상선 호르몬의 작용 과정('갑상선 호르몬 경로')

갑상선 호르몬이 세포로 하여금 에너지를 원활하게 생산하도록 자극하고 건강에 중요한 역할을 하는 여러 종류의 스테로이드 호르몬을 생산하도록 만들기 위해서는 그것이 어떻게 활성화되는지 그 과정을 이해할 필요가 있다.

갑상선 호르몬이 생산되어 세포 속에 들어가 작용하기까지에는 여러 단계의 복잡한 과정을 거쳐야 한다. 이 과정은 마치 퍼즐 게임에서 여러 조각들이 연결되어 하나의 그림을 완성하듯 각 부분들이 순차적으로 잘 이어져야만 한다. 만약 이런 퍼즐 조각들 중 어느 한 부분이라도 부족하게 되면 갑상선 기능이 제 역할을 하지 못하게 된다. 그래서 이 전 과정을 '갑상선 호르몬 경로'라고 부른다.

갑상선 기능이 정상일 경우에는 이 과정에 문제가 없지만 갑상선 기능저하증에 걸린 사람들에서는 이 과정 어딘가에 문제가 있어 갑상선 호르몬의 효과가 제대로 나타나지 못하게 된다. 따라서 무엇보다 먼저 **모든 갑상선 기능저하증이 갑상선 샘 자체만의 문제가 아니라는 점을 이해할 필요가 있다.** 아래 그림을 보면 이 설명이 좀 더 명확해진다. 나는 이 그림에서 갑상선 호르몬이 생산되어 작용하기까지의 전 과정을 여러 단계로 나눠 보았다.

'갑상선 호르몬 경로' 7단계

1. 시상하부에서 TRH(thyroid releasing hormone)란 호르몬을 분비하여 뇌하수체 전엽을 자극한다.
2. 뇌하수체 전엽에서는 TSH(thyroid stimulating hormone)라는 호르몬을 분비하여 갑상선 샘을 자극한다.
3. TSH가 갑상선 샘에 작용하여 비활성형 갑상선 호르몬인 T4를 90%, 활성형 호르몬인 T3를 10% 비율로 생산하게 만든다.
4. 비활성형 T4는 간으로 이동해서 활성형 T3로 전환된다. 이

과정에는 당분, 셀레늄, 아연, 기타 여러 영양소가 필요하다. 간에서는 몸에서 사용하는 활성형 T3의 2/3정도가 만들어진다.
5. 활성형 T3가 혈류 속으로 들어가 각 세포로 전달된다.
6. 활성형 T3가 세포막의 수용체와 결합한다.
7. 세포 속으로 들어온 활성형 T3가 미토콘드리아와 유전자에 작용하여 에너지를 생산하고 스테로이드 호르몬도 만들게 도와준다.

그러므로 이 7가지 과정 중 어느 한 단계에서라도 문제가 발생하면 다음 단계로 진행되지 못해서 T4가 활성형인 T3로 전환되지 못해 갑상선 기능저하증에 걸리게 되는 것이다.

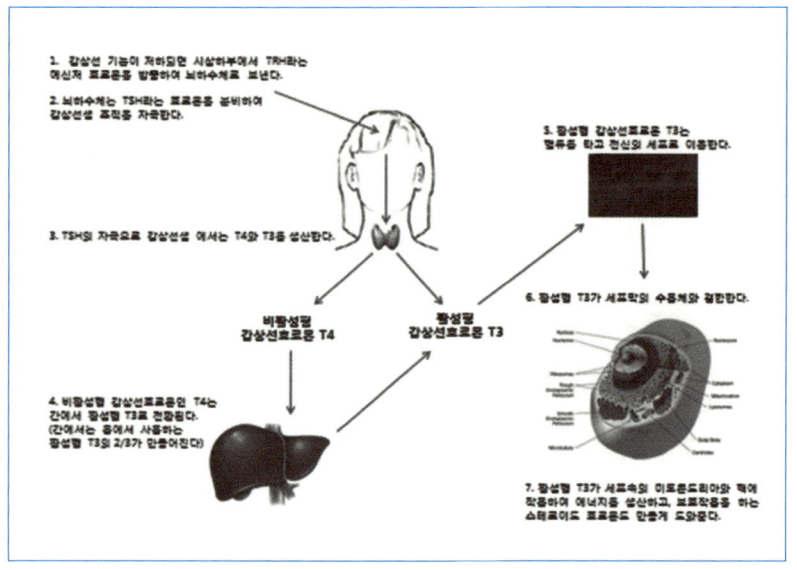

그림 2 ▮ 갑상선 호르몬 경로

갑상선 기능저하증이 생기게 되는 주된 경로상의 문제점들

현대 의학에서 갑상선 기능저하증인 사람에게 가장 흔히 선택되는 치료 방법은 갑상선 호르몬을 추가로 보충하여 주거나 또는 갑상선 샘 조직이 몸에서 필요로 하는 양만큼의 갑상선 호르몬을 생산할 수 있도록 원재료 격인 요오드를 추가로 공급해 주는 것이다.

또한 갑상선 기능저하증 환자는 갑상선 샘이 손상을 받았기 때문에 남은 평생 동안 갑상선 호르몬 약을 먹거나 또는 다른 보충제를 섭취하며 살아야 한다는 말을 듣게 된다. 그러나 이런 접근 방식은 장기적인 증상 완화를 가져오지 못할 뿐 아니라 종종 그로 인해 현재의 상황을 더 악화시킬 수 있는 문제점을 안고 있다. 왜냐하면 이런 식의 단순한 접근 방식은 갑상선 기능저하증에 거의 언제나 관여되고 있는 몸속 환경의 문제점들을 전혀 고려하지 않고 있기 때문이다. 갑상선 기능이 정상적으로 적절하게 작용하여 건강한 상태를 유지하기 위해서는 갑상선 호르몬이 작용하는 전 과정('갑상선 호로몬 경로' 전 과정)에서의 장애물들을 모두 제거할 필요가 있다. **무조건 갑상선 호르몬을 몸에 채워주기만 하면 된다는 식의 단순한 생각으로는 갑상선 문제를 해결할 수 없다는 사실을 깨달아야 한다.** 중요한 점은 갑상선 호르몬이 활성형으로 전환되어 혈류를 타고 세포 속으로 들어가서 작용하는 전 과정인데 이 과정 어디에서라도 문제가 생기면 갑상선 호르몬의 효과가 나타나지 않기 때문에 갑상선 호르몬만 공급해 주겠다는 생각은 너무나도 순진하여 다른 문제들을 제대로 해결해 주지 못하고 있는 경우를 자주 관찰하게 된다.

그럼 주로 어떤 장애물들이 갑상선 기능이 적절하게 발휘되는 것을 방해하는지 살펴보자.

갑상선 호르몬 방출을 억제시키는 경우

갑상선 샘 조직에서는 갑상선 호르몬을 생산한 다음에 이것을 일단 샘 조직 세포 속에 저장해 둔다. 그 다음 갑상선 호르몬이 필요하면 단백분해 효소들이 작용하여 갑상선 샘에서 필요한 갑상선 호르몬을 방출하도록 신호를 보낸다. 이 과정에 작용하는 단백분해 효소들이 억제되는 일이 흔히 있다. 특히 갑상선 기능저하증을 가진 여성들에서 흔하다. 그렇게 되면 갑상선 샘 자체가 필요한 갑상선 호르몬을 방출하지 못하게 되어 갑상선 기능저하증에 빠지게 된다. 극단적인 경우에는 이것으로 인해 갑상선종(일명 고이터; goiter)이 발생하기도 하고 또는 하시모토 갑상선염이 일어나는데도 큰 기여를 한다.

갑상선 호르몬의 전환을 억제시키는 경우

갑상선 샘에서 생산하는 호르몬의 대부분은 T4 갑상선 호르몬이다. 이것은 세포에서 그대로 사용할 수 없는 형태다. 그러므로 이런 비활성형 갑상선 호르몬은 먼저 활성형 T3 호르몬으로 전환되어야 한다. 이런 전환이 주로 일어나는 곳이 간(liver)이다.

그런데 간이 기능 부전에 빠지게 되면 이런 전환 작업을 제대로 수행하지 못하게 된다. 그래서 몸속에 T4가 축적되고 이것이 다시 갑상선 샘 조직 자체를 네가티브 방식으로 억제시키는 작용을 하게 된다.

갑상선 기능저하증에 빠진 사람들을 보면 상당수가 이처럼 간 기능이 저하되어 있는 경우를 볼 수 있다. 그래서 처방 약물인 씬지로이드(Synthroid) 또는 씬지록신(Levothyroxine) 같은 T4 호르몬을 보충해 줌에도 불구하고 효과가 없거나 오히려 상황이 더 악화되는 경우를 자주 볼 수 있다. 상황이 이런데도 몸이 적절하게 활성형으로 전환시키지 못하는 T4 호르몬을 계속 외부에서 공급해 줌으로써 이들이 몸속에 축적되어 갑상선 기능저하를 더욱 악화시키는 요인으로 작용하게끔 만들고 있다.

또한 스트레스 호르몬인 코티졸은 T4를 비활성형 T3인 역T3로 전환시킨다. 이것 역시 활성형 T3를 만드는 일이 아니기 때문에 갑상선 기능을 떨어뜨리는 경우라고 할 수 있다.

갑상선 호르몬 이동을 억제시키는 경우

비활성형 갑상선 호르몬 T4가 활성형인 T3로 전환되면 혈류 속으로 들어가 이동 단백질과 결합하여 세포까지 이동하게 된다. 이때 이동을 담당하는 결합단백질에 문제가 있어 갑상선 호르몬을 세포까지 이동시키지 못하게 되면 역시 문제가 발생할 수 있다. 이런 경우에도 결과적으로 세포는 에너지를 생산하기 위해 필요한 갑상선 호르몬을 실질적으로 얻을 수가 없어서 갑상선 기능 및 대사 작용이 전반적으로 떨어지는 상황에 처하게 된다.

이런 상황에서는 혈류 속에 전체 총 갑상선 호르몬이 아무리 많아도 별 소용이 없다. 호르몬을 세포까지 이동시켜줄 단백질이 부족하면 갑상선 기능저하증에 걸리게 되는 것이다. 또한 반대로 결합 단백질이 너무 많아도 이것이 에스트로젠과 같은 다른 성호르몬과 결합되어 있으면 갑상선 호르몬의 입장에서는 운반 수단이 없는 셈이어서 소용이 없게 된다.

세포의 갑상선 호르몬 수용체를 억제시키는 경우

결합단백질이 갑상선 호르몬을 세포까지 운반해 준다고 해도 세포막에서 이를 인지하여 받아들이지 못하는 경우에는 역시 세포가 호르몬을 이용할 수가 없다. 또한 갑상선 호르몬이 세포 속으로 들어왔어도 세포 속의 미토콘드리아나 핵이 갑상선 호르몬을 효과적으로 사용하지 못하는 경우에는 갑상선 기능저하 증세가 나타나게 된다. 이런 요인들에는 여러 가지가 있다. 어느 이유가 됐든 세포가 갑상선 호르몬을 이용하여 에너지를 생산하지 못하거나 다른 대사 작용을 가동시키지 못하는 경우이므로 그 결과가 모두 갑상선 기능저하증에 속하게 된다.

이처럼 갑상선 기능저하증이라고 해도 그 원인과 문제점이 존재하는 곳이 서로 다른 레벨에 있을 수 있기 때문에 모두 똑같다고 말할 수 없다. 그래서 같은 약만 먹는다고 해서 갑상선 기능저하증 문제가 다 해결될 것이라고 생각하는 것 자체가 잘못된 생각이라 할 수 있다.

그래서 혹자는 갑상선 기능저하증을 다시 두 가지로 구분하기도 한다. 하나는 갑상선 호르몬 생산이 부족한 말 그대로 진짜 갑상선 기능저하증(true hypothyroidism)으로 갑상선 샘 조직에 문제가 있어 갑상선 호르몬을 생산하는 능력이 저하된 경우이고, 다른 하나는 갑상선 호르몬 작동이상(thyroid sick state)으로 갑상선 샘 조직에서는 문제가 없는데 다른 경로에서 호르몬이 활성형으로 전환이 안 되거나 또는 이동에 문제가 있거나 또는 세포 속으로 들어가서 작용하지 못하는 경우를 전부 포함하는 상태로 구분한다. 이 후자의 경우를 다른 말로 기능적 갑상선 기능저하증(functional hypothyroidism)이라고도 부른다.

따라서 임상적으로 갑상선 기능저하증이라고 해도 실제로 갑상선 호르몬 약을 사용해야 되는 경우는 그리 많지 않음을 알 수 있다. 대부분은 갑상선 호르몬이 적절하게 작용하지 못해서 생기는 기능적 상황이기 때문이다. 그래서 갑상선 호르몬이 끝까지 잘 작용할 수 있도록 몸 속 환경을 만들어 주는 것이 얼마나 중요한지 새삼 느낄 수 있다.

이런 이유로 본 "양생 갑상선 기능회복 프로그램"에서는 갑상선 샘 조직만 보지 않고 전신을 다 함께 아우르는 전인적 접근 전략을 사용하고 있다.(참고 : 몸속 대청소 + 갑상선 영양 및 호르몬 보충 요법 + 스트레스완화법+ 산화적 대사 증대법 4가지를 사용하고 있다.)

갑상선 기능저하증이 잘못 진단되는 이유

갑상선 기능저하증 환자들을 보면서 내가 발견한 흥미로운 점은 현행 검사 결과로는 갑상선 기능저하증이 아닌데도 임상적으로 갑상선 기능저하증이 있을 것이라고 의심되는 사람들이 꽤 많다는 사실이다. 이런 이유는 오늘날 현대 의학에서 제시하는 갑상선 기능저하증의 진단 방법이 부정확하고 그 기준이 아주 극단적인 경우만을 인정하고 있기 때문이다. 즉, **시상하부-뇌하수체-갑상선 축**(HPT axis)에 문제가 있는 경우만으로 환자를 제한하려고 하기 때문이다.

그러나 과거 1940년대 초반까지는 갑상선 기능저하증이 주로 증상들에 근거하고 종종 기초대사량(BMR; Basal Metabolic Rate)에 근거하여 진단되고 성공적으로 치료되었다. 기초대사량은 전적으로 갑상선 기능에 의존하여 결정되는 대사량이다. 의사들이 몸의 대사율을 나타내 주는 산소소비량을 측정하여 기초대사량을 결정하곤 하는데 산소를 충분하게 이용하지 못하는 경우 분명 갑상선 기능저하증의 한 신호라고 볼 수 있는 것이다. 그래서 산소이용률의 저하를 갑상선 기능저하증의 대표적 징후로 인식하게 되었다.

또 다른 흔한 증상들 중 하나는 콜레스테롤 레벨과 관련된 것이다. 각종 연구에서 혈중 콜레스테롤 레벨이 갑상선 기능과 직접적인 연관성이 있다는 결과들이 발표되었다. 그래서 갑상선 기능이 저하되어 있을 때 콜레스테롤 레벨이 상승하게 된다. 반면 갑상선 기능이 정상 레벨로 환원되면 콜레스테롤 레벨은 떨어져 정상 범위 안으로 돌아오게 된다. 따라서 많은 의사들은 콜레스테롤 레벨이 증가된 것을 갑상선 기능저하증을 나타내는 또 다른 진단 지표로 삼았다. 왜 이런 일이 일어나는지는 나중에 다시 설명하기로 한다.

그래서 과거에는 이런 증상이나 신호가 있는 경우 먼저 의심을 하여 치료적 시도를 해보고 나중에 결론을 내리는 방식이 지배적이었다. 오랜 기간에 걸쳐 기초대사량(BMR), 체온, 콜레스테롤 레벨 등을 측정하여 비교해 보면서 갑상선 기능저하증 치료가 제대로 들어맞는지를 보면서 진단을 확정할 수 있었던 것이다. 그 결과 치료로 인해 증상이 개선되고 지표들이 정상화되면 진단이 확정되는 것이고 그에 따라 갑상선 기능저하증 치료를 계속 지속할 것인지 여부가 결정되었던 것이다.

그 당시에도 그렇고 지금도 그렇지만 이런 방식을 사용하면 전체 인구의 약 40~45% 이상이 갑상선 기능저하증 상태에 있다고 볼 수 있다. 그래서 너무 많은 사람들을 갑상선 기능저하증으로 분류하는 것이 아니냐 하는 의문이 들 정도다. 그렇지만 나는 갑상선 호르몬의 기능을 제대로 이해하는 사람이라면 이렇게 많은 사람들에서 갑상선 기능이 저하되어 있는 것이 맞고 실제로 이런 식으로 진단하는 방법이 정확한 진단 방법이라고 생각한다.

그러나 1940년대 후반부터 상황이 변하기 시작하였다. 갑상선 기능저하증을 진단하는 새로운 과학적 검사방법이 의학계에 도입되면서부터 상황이 복잡하게 바뀌게 되었다. 그리고 갑상선 기능저하증 환자들을 시상하부 – 뇌하수체 – 갑상선 축(HPT axis)에 이상이 있는 사람들로만 국한 시키려는 경향을 보이게 되었다. 이를 위해 새로 도입된 검사는 혈액 속에서 단백질과 결합한 요오드(PBI; Protein Bound Iodine)을 측정하는 검사로 그 당시에는 갑상선 기능저하증을 측정하는 매우 정확한 검사법이라고 주장되었다. 그러나 사실은 그렇지 않았다.

이 PBI 검사법이 표준 검사방법으로 사용되던 시절에는 갑상선 기능저하증 진단율이 많이 줄어들어 전체 인구의 5%정도로 내려가게 되었다. 그래서 나머지 35~40% 정도는 과식, 정신병, 알 수 없는 질환 같은 다른 질병으로 진단되거나 또는 미병 상태 또는 노화의 일환으로 간주되게 되었던 것이다.

결국 나중에 이 PBI 검사법이 부정확한 검사라는 사실이 알려질 때까지 상당한 시일이 걸렸지만 그로 인해 의료계에서는 갑상선 기능저하증이 전체 인구의 약 5% 정도에서만 존재해야 한다는 잘못된 도그마에 갇혀버리게 되었다. 그래서 이런 잘못된 통계적 믿음이 그 이후에도 그대로 적용되어 오늘날 갑상선 기능 검사의 표준이라 할 수 있는 TSH 검사법이 새롭게 주도권을 잡고 난 이후에도 그대로 전달되어 내려오고 있는 것이다.

다시 말해 현재 표준 검사법으로 통용되고 있는 TSH 검사법의 정상 참고 범위를 정할 때 실제 임상적인 기준에 근거하기보다는 5%라는 잘못된 통계적 도그마에 맞추려고 했다는 말이다. 그 결과 TSH 검사법 역시 정확한 진단 방법이 되지 못하고 있는 실정이다.

그러다 보니 불행하게도 오늘날 인구의 35~40% 이상이 갑상선 기능저하증인데도 진단을 제대로 받지 못해 자신의 건강 문제를 바로 잡을 수 있는 기회를 놓치고 있다. 대신에 몸이 예전 같지 않으니까 여러 병원을 찾아다니며 본질과는 떨어진 다른 치료를 받고 있거나 자가 진단으로 영양제만 복용하고 있는 안타까운 현실이 벌어지고 있는 것이다. 이들은 결국 언젠가 갑상선 기능저하증이 아닌 다른 질환이 발생하기만을 기다리고 있는 불쌍한 군상으로 전락되어 소외당하고 있는 중이다. 그리고 갑상선 기능저하증이라고 진단을 받은 사람들도 역시 갑상선 호르몬제 T4만 복용하면 문제가 해결된다는 소리만 들으며 정확도가 떨어지는 TSH 검사 수치만을 정상 범위로 조절하려는데 쓸데없는 일만 하며 시간과 돈을 낭비하고 있다.

이런 문제점을 인식하여 2003년에 개정된 TSH 정상 범위는 그 기준을 낮춰 전체 인구의 20% 정도가 갑상선 기능저하증 범주에 포함되도록 개선하였다. 그렇지만 내 생각으로는 아직도 이것이 모든 갑상선 기능저하증 환자를 찾아내는 충분한 기준이 못 된다고 생각한다. 그래서 나는 실제 환자를 볼 때 TSH가 1.50 이상이면 일단 갑상선 기능저하증이 있다고 의심하여 임상 증상을 그에 맞춰보려는 시도를 하고 있다. 반면 아직도 5% 또는 20%라는 통계적 기준에 집착하여 갑상선 기능저하증을 진단하는 프레임에 갇혀버리게 되면 많은 사람들이 자신의 문제가 어디에서부터 시작된 것인지 제대로 파악하지 못하게 되는 안타까운 상황을 맞이하게 된다. (참고 : 제4장 갑상선 기능저하증 검사방법)

실제 임상에서도 진단상의 이런 문제점 때문에 많은 사람들이 자신의 건강을 위한 실질적인 대책을 적극적으로 세우지 못하고 있는 실정이다. 이런 점을 놓고 일부 갑상선 호르몬 연구자들은 앞서 언급한 대로 현대 의학이 2003년도에 새롭게 TSH의 정상 범위 기준을 3 microIU/L로 낮춘 것을 놓고도 그 실효성에 대해 계속 의문을 제기하고 있는 중이다. 이들은 실제로 건강한 사람의 TSH 레벨이 1 microIU/L에 가깝거나 이보다 더 아래로 내려가 있다고 주장하고 있다. 그러므로 이보다 TSH가 높으면 갑상선 기능저하증일 가능성이 높다는 보다 강력한 주장을 펴고 있다. 이런 기준을 사용하면 갑상선 기능저하증 환자들이 과거처럼 전체 인구의 40~45%까지 늘어날 수 있게 된다. 이것이 많은 사람들을 환자로 만드는 방법이 아니라 많은 사람들로 하여금 건강을 지키고 관리하는 길로 들어서게 유도하는 방법이 될 수 있다고 생각하기에 나도 전적으로 이런 견해에 동의하는 것이다.

나도 내가 갑상선 기능저하증이라는 사실을 증상을 통해 의심하고 이를 바로잡으려는 노력을 통해 확인하였다. 만약 내가 현대 의학이 정한 갑상선 기능저하증 기준을 그대로 따랐더라면 나는 여전히 갑상선 기능이 정상이기 때문에 나의 증상을 해결하기 위해 다른 곳에서 쓸데없는 치료를 받고 있거나 또는 아무런 치료도 하지 못하고 내 몸을 방치하고 있었을 것이다. 그러므로 여러분도 현대 의학에서 갑상선 기능저하증을 진단하고 치료하는데 이런 문제점이 있다는 사실을 알고 과거보다 에너지가 떨어지고 추위를 잘 타고 손발이 차가우면 갑상선 기능저하증을 의심해 보길 바란다. 그리고 병원에서 갑상선 기능이 정상이라고 말을 해도 이를 전적으로 믿어서는 안 된다.(참고 : 제2장 갑상선 기능저하증의 증상들)

제2장 갑상선 기능저하증의 증상들

갑상선 호르몬이 전신 건강을 결정짓는데 매우 중요한 역할을 한다는 점을 이해하고 나니 이제 각종 질병의 발생 과정에 있어서 갑상선 호르몬의 역할을 좀 더 잘 알게 되었고 왜 갑상선 호르몬의 기능을 잘 유지하는 것이 건강을 지키고 질병 발생을 막는데 중요한 역할을 하는지 이해할 수 있게 되었을 것이다.

갑상선 기능이 저하되면서 나타나는 증상들에는 여러 가지가 있다. 이는 모두 세포가 적절한 에너지 생산을 하지 못함으로 인해 제 기능을 발휘하지 못해서 나타나는 현상이라고 결론지을 수 있다. 그러므로 이런 증상들은 모두 비정상적인 것으로 그것을 갖게 되는 사람에게 불편과 고통을 주는 것들이다. 또한 그것으로만 그치는 것이 아니라 **향후에 각종 질병이나 암을 불러올 수 있는 기반을 제공한다는 점에서 매우 위험한 환경에 처해진 상태임을 말해준다.**

이들 중 많은 것들은 직접 갑상선 기능저하증으로 일어나는 일차적인 증상들이 아니고 이차적인 효과로 인해 나타나는 것들도 포함되어 있다. 그러므로 이런 증상들을 신경 써서 잘 기억해두는 것이 필요하다. 예를 들어 저혈당증은 전형적인 갑상선 기능저하증의 증상은 아니다. 이것은 갑상선 기능저하증이 간의 당분(글리코겐) 저장 능력을 약화시키고 방해하기 때문에 나타나는 이차적인 현상인 것이다. 그렇지만 갑상선 기능저하증 환자에서 흔히 나타나는 증상인 것만은 확실하기 때문에 이런 증상들도 잘 알고 있어야 한다.

또한 갑상선 기능저하증 증상들 중에는 진행 단계별로 증상들이 다르게 나타날 수 있다는 사실도 알아야 한다. 가령 초기에는 체온과 에너지가 떨어지는 정도이지만 말기가 되면 피부가 두꺼워지는 점액수종(myxedema) 같은 증상이 나타나게 된다. 그러므로 각 단계별 증상이 다를 수도 있음을 이해하고 있어야 한다. 어느 단계가 됐는지 자신에게 이런 증상들이 나타나면 갑상선 기능저하증이 일어나 진행되고 있는 과정임을 의심하고 향후 어떤 증상들이 추가로 나타날 것인지 미리 예측해 볼 수 있는 참고 자료로도 활용해 볼 수 있다.

다음은 갑상선 기능저하증의 증상들이다. 여기서는 몸의 시스템별로 구분하여 정리해 보았다.

(참고 : 부록에 갑상선 기능저하증 증상 체크 목록을 적어 놓았다. 각자 스스로 체크하여 자신의 상태가 얼마나 심한지 알아보길 바란다.)

일반적인 갑상선 기능저하증 증상들	
피로감 또는 몸이 많이 지침 비만 사지(손발)가 차갑다. 스태미너가 없다.	체중 증가 또는 체중 감량이 힘듦. 과도한 체중 소실 목이 붓거나 갑상선종(goiter)이 있음. 오후 에너지 레벨이 급격하게 떨어짐.

아침 체온이 낮다. 회복이 느리다. 손발, 근육이 떨림, 부들거림 식은 땀 눈꺼풀이 무겁다. 숨쉬기가 힘들다.	부종 눈 건조 또는 눈에 모래가 낀 느낌 운동 능력 저하 목소리가 거칠고 쉰 느낌 동작 조절이 잘 안됨

수면 관련 갑상선 기능저하증 증상들

불면증 자고 일어나도 피로가 남아 있음 자주 악몽을 꿈 과도하게 코를 곪음.	수면의 질이 나쁘다. 아침에 자리에서 일어나기 힘들다. 수면 무호흡 밤에 자면서 땀을 흘림

모발, 피부, 손발톱 관련 갑상선 기능저하증 증상들

눈, 얼굴, 손, 발, 발목 등이 붓는다. 피부 발진과 여러 피부 증상들 탈모 머리털이 가늘고 약함 속눈썹 소실 눈썹의 소실(바깥 쪽) 오렌지 껍질 같은 피부의 굳은살	여드름 건조하고 비늘같이 일어나는 거친 피부 약하고 부러지기 쉽고 잘 벗겨지는 손발톱 창백하고 노란 피부 색소 눈 밑의 다크써클 쉽게 멍이 든다.

심장 관련 갑상선 기능저하증 증상들

고콜레스테롤혈증 심장병 고혈압 저혈압	느리고 약한 맥박(60회/분 이하) 빠른 맥박(안정 시에도 90회/분 이상) 심계항진 출혈/혈액응고 문제들

소화기 관련 갑상선 기능저하증 증상들

변비 혀가 붓거나 혀에 돌기가 생김 가스가 많이 참	식품 알레르기 및 민감성 복부 팽만 자극성 장 증후군(IBS)

식욕 저하 연하 곤란 입안이 건조 입 냄새가 심함 당뇨 저혈당증	알코올 불내증 치질(치핵) 당 탐닉증 소금 탐닉증 간/ 담낭 문제들

면역 관련 갑상선 기능저하증 증상들	
류마치스 관절염 암 재발성 상기도 감염증 진균 및 캔디다 감염증 루푸스	기관지 천식 자가면역질환 재발성 요로 감염증 다발성 경화증

감각 관련 갑상선 기능저하증 증상들	
빛과 태양에 민감함 강력한 냄새에 민감함 시야가 흐릿함	반사 작용이 느려지고 반응시간이 길어짐 뜨겁고 차가운 것에 민감함 큰 소리에 민감함

통증 관련 갑상선 기능저하증 증상들	
편두통 압박성 두통 등배통 발 통증 손목터널 증후군 건염	근육 경련 근육 통증 또는 쥐가 자주 남 손목 통증 관절통 및 관절 뻣뻣함 관절염

정신 관련 갑상선 기능저하증 증상들	
집중이 잘 안됨 공황 발작 주의력 집중 장애(ADD/ADHD)	간질 또는 경기 기억력 감소 혼돈, 착각

정신력이 느려짐	안절부절
새로운 것에 대한 학습능력의 저하	말이느려짐
공포증	동기결여
가벼운 두통	어지럼증, 현운

감정 관련 갑상선 기능저하증 증상들	
우울	신경질적이고 불안해 함
쉽게 화를 냄	반사회적 행동들
감정 기복이 심함	자신감의 결여
양극성 경향	출산 후 우울증

여성 건강 관련 갑상선 기능저하증 증상들	
월경전 긴장 증후군	생리 불순
불임	심한 월경통
유산 병력	자궁내막염
성욕 감퇴	자궁근종

남성 건강 관련 갑상선 기능저하증 증상들	
발기 부전	과도한 체중 소실
성욕 감퇴	다리 경련, 쥐가 자주 발생함
불임	심부전증
전립선 비대	남성유방 확대증
대머리	

제3장 갑상선 기능저하증의 원인들

> **갑상선 기능저하증을 초래하는 원인들**
>
> 본 프로그램이 적용될 수 있는 갑상선 기능저하증의 원인들로는
> - 영양소 부족 – 단백질, 요오드, 셀레늄, 아연, 철
> - 갑상선 암 등으로 갑상선 절제술 후
> - 갑상선 기능항진증으로 방사선 동위원소 사용 후
> - 하시모토 갑상선염
> - 기타 갑상선 샘을 침범하는 염증성 질환
> - 갑상선 기능을 억제하는 약물 사용
> - 뇌하수체 기능을 억제하는 약물 사용
> - 간 기능저하
> - 에스트로젠 과다
> - 과도한 스트레스
> - 자연적인 노화
>
> 등이 있다.

대부분의 사람들은 자신이 왜 갑상선 기능저하증에 걸렸는지 잘 모른다. 이는 주로 우리 사회가 건강 문제를 해결하기 위해 약을 먹는 것에 너무나 익숙해져 있기 때문에 그렇다. 똑같은 사고방식이 화학적 약물은 물론 천연 영양보충제 부분에도 그대로 적용된

다. 그래서 한 가지 약이나 영양보충제로 문제를 해결할 수 있다는 생각이 항상 우리들 머리 속에 망령처럼 자리 잡고 있다. 이런 사고방식 때문에 자신을 갑상선 기능저하에 빠뜨린 원인에 대해 집중하지 못하게 된다. 그러므로 진정으로 문제를 해결하고 싶다면 우선 문제(원인)가 무엇인지 이해하려는 태도를 가져야 한다.

그 다음에 이런 문제가 자신의 몸속에서 일어나게 된 과정을 스스로 추적해 보아야 한다. 그러기 위해서는 모든 병 특히 만성 질환이 내가 잘못해서 온 것이라는 생각을 가져야만 그 답을 찾을 수 있다. 나는 잘못하지 않았는데 남 때문에 갑상선 기능저하증에 걸렸다고 생각하면 대부분 그 답을 찾지 못하게 된다. 그러므로 문제의 근본이 나 자신에게 있다는 점을 먼저 인정하는 태도를 가지길 바란다.

이 장에서는 오늘날 우리 사회에서 갑상선 기능저하증을 일으키는 여러 가지 원인들에 대해 알아보기로 한다. 일부 원인들은 갑상선 샘 조직에 직접 영향을 미치는 것들이고 다른 원인들은 이차적으로 갑상선 샘에 영향을 미치는 것들이다. 이 중 후자의 경우를 이차성 갑상선 기능저하증이라고 부른다.

건강에 관해 이해를 할 때에는 어느 특정 원인 한 가지만 작용하여 문제가 발생하는 일은 거의 드물다는 사실도 미리 알고 있어야 한다. 그래서 원인과 결과가 일대일 대응을 하는 관계는 실제 매우 드물다. 대신에 여러 가지 흔한 원인들이 서로 겹쳐 작용함으로써 건강에 적신호가 켜지게 된다. 갑상선 기능저하증의 발생 과정에서도 이런 식으로 그 과정이 진행되는 경우가 대부분이다.

여기서는 갑상선 기능저하증을 가져오는 요인들을 크게 식이적 요인과 호르몬적 요인으로 구분하여 살펴보기로 한다.

- **식이적 원인들**
- **호르몬적 원인들**

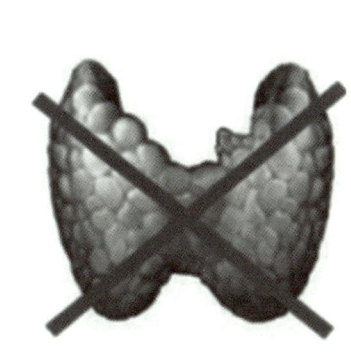

갑상선 기능억제 요인들
저혈당
저단백 식단
다중불포화지방산
콩 식품
십자화과 채소들
높은 스트레스 호르몬 레벨
어둠(스트레스 호르몬을 증가시킴)
요오드 보충제
과도한 운동
환경 독소들

1. 갑상선 기능저하증의 식이적 요인들

지난 100여 년간 인류의 식사 형태가 급격하게 바뀌었다. 불행하게도 그 바뀌는 방향이 잘못되어 갑상선 기능에 도리어 나쁜 작용을 하는 쪽으로 바뀌게 되었다.

인류는 처음에는 동물성 식품 중에 갑상선 샘 조직을 포함한 모든 부분을 섭취함으로써 직접적으로 갑상선 호르몬을 동물성 식품으로부터 얻었다. 예를 들어 동물의 각종 내장과 장기 그리고 뼈를 푹 삶아서 그것으로 영양가 높은 뼈국물, 내장탕 등을 만들어 먹었다. 그러나 오늘날에는 이런 소중한 갑상선 호르몬 공급원을 다 버리고 단지 근육 부분만을 섭취함으로써 가장 영양가가 떨어지는 육식을 하고 있는 것이다.

이런 잘못된 육식 외에도 오늘날에는 갑상선 기능을 억제시키는 여러 종류의 새로운 음식과 식단들이 나와 우리의 식탁을 점령하고 있다. 심지어 이들이 건강식품인 것처럼 과장되게 홍보되고 있어 많은 순진하고 선량한 사람들이 이에 속아 넘어가고 있는 실정이다. 그러므로 여러분은 더 이상 이런 잘못된 정보에 현혹당하지 않도록 주의해야 한다.

단백질 부족

단백질은 몸에서 매우 중요한 작용을 한다. 그러므로 식사를 통해 단백질을 섭취하지 않고서는 건강하게 살 수가 없다.

단백질은 그 질이 양만큼이나 매우 중요하다는 점을 알고 있어야 한다. 그래서 만약 같은 단백질이라고 해도 몸이 이용할 수 없는 질이 낮은 단백질을 먹으면 몸의 입장에서는 하나도 득이 될 것이 없다는 점도 분명하게 알고 있어야 한다.

단백질은 소화되고 흡수되면 우선 간으로 이동하게 된다. 거기서 여러 목적을 위해 처리되는 과정을 겪는다. 그중 하나가 갑상선 호르몬 자체를 만들기 위한 작업에 들어가는 것이다. 그러므로 식사를 통해 적절한 양의 단백질을 섭취하지 못한다면 몸은 적절한 갑상선 호르몬을 생산하지 못하게 되어 갑상선 기능저하증에 빠질 수밖에 없다.

단백질이 부족해서 생기는 또 다른 이차적인 효과는 몸이 단백질 공급원으로 자신의 근육을 분해시켜 사용하게 되는 일이 발생하게 되는 것이다. 이 작업은 스트레스 호르몬인 코티졸 레벨이 증가하게 됨으로써 이루어진다. 코티졸은 또한 간이 갑상선 호르몬을 활성형으로 전환시키는 일을 방해하여 세포가 갑상선 호르몬을 이용할 수 없도록 만드는 작용에도 관여한다.

오늘날과 같은 풍요의 시대에 단백질 부족은 있을 수 없다고 말할 수 있다. 그러나 위산부족, 소화불량 등으로 단백질을 충분히 흡수할 수 없는 경우, 단백질을 많이 먹어도 부족하게 될 수 있다.

대두콩 단백질

흔히들 대두콩을 '땅에서 나는 고기'라고 하여 건강식품으로 알고 있는 사람들이 많다. 특히 우리나라를 포함하여 동양권에서는 이런 경향이 두드러진다. 그러나 이는 과학적 연구가 이루어지기 이전에 전통적으로 내려오던 잘못된 오해로 전혀 과학적 근거가 없는 내용이라는 점을 이해해야 한다.

대두콩, 이것으로 만든 두유, 두부, 콩기름, 콩고기, 일본의 에다마메 등은 모두 갑상선 샘 조직에 해로운 영향을 끼칠 수 있다.

그 내용을 보면 우선 대두콩 속에 에스트로젠 레벨이 높기 때문에 갑상선 샘 조직에서 직접 갑상선 호르몬을 방출하는 것을 억제시키는 작용을 한다. 또한 대두콩은 간에서 갑상선 호르몬이 활성형으로 전환되는 것도 억제시켜 준다.

게다가 대두콩은 위장관 속에서 주요 영양소들이 흡수되는 것을 방해하는 작용도 가지고 있다. 그래서 갑상선 샘 조직의 입장에서는 여러 가지로 간접적인 위협 요인이 되고 있는 식품이라 할 수 있다. 그러므로 콩을 섭취할 때에는 갑상선 샘이 적절하게 기능할 수 있도록 추가로 필요한 영양소들을 공급해 주는 조치를 취해가면서 해야 한다.

다중불포화지방산(PUFAs)

식사 속에 포함된 다중불포화지방산은 오늘날 발생하는 갑상선 기능저하증의 대규모 증가에 기여하는 가장 큰 요인이다.

콩기름, 카놀라유, 홍화씨유, 해바라기씨유, 옥수수유, 아마씨유 같은 식물성 기름들과 심지어는 생선유 같은 것 속에도 여러 레벨에서 갑상선 기능을 방해할 수 있는 다중불포화지방산이 들어 있다. 이런 다중불포화지방산은 상온에서 액상을 띠게 되므로 상온에서 액상인 기름은 일단 멀리할 필요가 있다. 다만 여기서 올리브오일은 예외라고 생각하면 된다.

다중불포화지방산은 직접적으로 갑상선 샘을 억제시켜 갑상선 호르몬들이 분비되는 것을 방해한다. 또한 갑상선 호르몬들이 혈류를 타고 세포까지 이동하는 것을 차단시키는 작용도 한다. 게다가 세포막의 지방 성분을 바꿔줌으로써 갑상선 호르몬이 수용체와 결합하는 것을 방해하고 세포들이 갑상선 호르몬을 획득하였을 때에도 이것을 효과적으로 이용하는 것을 차단시켜 주는 작용까지 한다.

저탄수화물 다이어트

많은 사람들이 체중 감량을 위해 저탄수화물 다이어트를 하고 있다. 나도 처음에는 이 다이어트를 이용했고 많은 사람들에게 권장하기도 했다. 그러나 이 다이어트는 평생 지속할 수 있는 다이어트가 아니란 점을 깨달아야 한다. 이 다이어트를 오래할수록 그만한 대가를 지불해야 한다. 그것은 바로 다름이 아닌 갑상선 기능저하증이 발생하는 것이다.

저탄수화물 식단은 일시적으로는 체중을 감량하는 데는 매우 효과적이다. 그러나 이는 스트레스 호르몬의 증가를 가져오고 지방조직으로부터 더 많은 지방산들이 혈류로 빠져나오게 만들어 갑상선 기능을 억제시키는 작용을 하게 만든다. 이 때 증가되는 스트레스 호르몬들은 갑상선 기능을 하향 조절시키는 작용에 함께 기여하게 된다.

그래서 처음에는 체중을 감량시키는데 효과가 있을지 모르지만 장기적으로는 갑상선 샘과 그 기능에 해를 끼치게 된다는 단점을 지니고 있다. 그래서 평생 지속할 수 없는 식사법인 것이다. 갑상선 기능이 떨어져 다시 탄수화물을 섭취하게 되면 그 때 다시 체중이 증가하여 요요현상이 오게 된다.

저지방과 저칼로리 다이어트

1980년대와 1990년대에 저지방과 저칼로리 다이어트가 체중을 감량하고 건강을 지키는 가장 좋은 방법으로 크게 인기를 끌었었다. 그러나 아이러니하게도 이 시기에 비만 환자들이 그 어느 때보다도 많이 생겨났다. 이것은 바로 이들 다이어트가 갑상선 샘 조직에 해가 되고 오히려 체중 증가를 가져온다는 가장 확실한 증거가 된다.

지방 함량과 칼로리는 식단 구성에서 아주 중요한 요소를 차지한다. 적절한 양의 지방과 칼로리 없이는 혈당을 적절하게 조절하는 것이 불가능하다. 그래서 이런 식단을 유지하는 사람들은 너무 지나치게 많은 당분을 섭취하는 경향을 갖게 된다. 이로 인해 혈당 오르내림 현상이 심해져서 혈당의 불안정성이 반복된다. 이것은 역시 스트레스 호르몬의 증가를 일으킴과 동시에 많은 영양소의 부족과 불균형을 초래하여 결국에는 갑상선 기능을 억제시키는 방향으로 귀결하게 되는 것이다.

과도한 요오드 섭취

산업 사회 이전에는 요오드 부족이 갑상선 기능저하증과 갑상선 종(goiter)의 대표적인 원인이었다. 특히 토양 속에 요오드가 부족한 지역에 사는 사람들 사이에서 이런 상황이 많이 벌어지곤 했었다. 그러므로 그 시절에는 갑상선종 환자들에게 요오드를 보충해 주는 것이 정상적인 치료 방법이었다.

그러나 산업화된 사회로 접어들면서 요오드 부족은 아주 드문 상태로 변해 버렸다. 오늘날 우리의 토양에는 요오드가 풍부하게 넘치고 있다. 그래서 산업 사회에서 살고 있는 현대인들은 물론 요오드가 풍부한 사료를 먹는 가축들도 요오드가 부족하지 않은 상태라고 말할 수 있다. 더구나 인간은 이런 동물들로부터 요오드가 풍부한 각종 육류와 유제품을 얻고 있지 않은가?

그래서 사실상 현대인들은 많은 요오드를 섭취하고 있는 중이다. 게다가 현대인들이 먹는 소금과 빵 같은 음식 속에도 요오드가 첨가되어 들어 있고 이것을 사용한 음식들이 여러 종류이기 때문에 식품 공급의 측면에서 우리는 충분한 양의 요오드를 섭취하고 있다고 말할 수 있다.

그런데도 이런 사정을 모르고 일부 의사들은 옛날 방식대로 계속해서 요오드를 보충제로 섭취하라고 말하고 있다. 이는 오늘날에는 매우 위험한 발상으로 자칫 요오드를 독성 레벨까지 올라가게 만들 수 있다. 과도한 요오드 섭취는 실제로 갑상선 기능을 억제시킬 수 있는 강력한 갑상선 억제제라는 사실을 잊어서는 안된다. 그러므로 요오드를 보충제로 먹는 일은 매우 주의해야 한다.

2. 갑상선 기능저하증의 호르몬적 요인들

호르몬도 갑상선 기능저하증을 만드는데 중요한 역할을 한다. 물론 일부 호르몬은 갑상선 기능을 보호하고 건강한 갑상선 기능이 일어나는데 도움을 주지만 호르몬 중에 일부는 갑상선 기능을 반대로 억제시키는 작용을 하는 것들도 있다.

게다가 우리 몸의 호르몬 시스템이 네가티브 피드백 시스템에 의해 운영되고 있기 때문에 갑상선 기능을 억제시키는 호르몬이 더 우세하게 작용하는 그런 환경을 가지고 있다. 그래서 일단 이런 호르몬들이 작동하기 시작하면 갑상선 기능은 계속해서 억제되고 다시 건강한 갑상선 호르몬 시스템으로 복원되기가 매우 힘들다는 특징을 가지고 있다.

과도한 에스트로젠

에스트로젠 과다는 오늘날 갑상선 기능저하증이 이렇게 유행하게 만드는데 크게 기여하고 있는 요인 중 하나다. 여성들은 자연적으로 에스트로젠을 더 많이 생산하기 때문에 갑상선 기능저하증이 남성들에 비해 더 높은 비율로 나타나는 점도 이런 이유 때문이다. 그렇다고 해서 에스트로젠 과다로 인한 갑상선 기능저하증이 꼭 여성에서만 일어나는 문제는 아니다. 오늘날에는 남성들 사이에서도 에스트로젠 과다가 점점 더 흔히 발견되고 있다.

몸에서 에스트로젠이 과다하게 생성되면 그것은 갑상선 샘이 갑상선 호르몬을 방출하는 것을 못하게 막는 역할을 한다. 그래서 갑상선 호르몬이 갑상선 샘 속에 축적되고 이것이 갑상선종이나 하시모토 갑상선염 같은 질환이 발생하게 만드는 원인 제공을 하게 된다.

프로제스테론 부족

프로제스테론이란 호르몬은 갑상선 기능을 보호해 주는 작용을 한다. 그래서 에스트로젠의 부정적인 효과를 막아주고 균형을 잡아준다. 그 결과 갑상선 입장에서는 그 기능을 지원하여 주고 도와주는 작용을 하는 셈이다.

이런 프로제스테론이 부족하게 되면 몸에서 에스트로젠의 작용을 충분히 저지하지 못해 불균형 문제가 발생하게 된다. 이는 에스트로젠을 충분하게 많이 생산하느냐 아니냐 여부에 상관 없이 일어난다. 프로제스테론이 필요할 때 존재하지 않게 되면 그 상황은 곧바로 에스트로젠 우위의 상황으로 바뀌게 되는 것이다. 그 결과는 에스트로젠 과다와 비슷한 상황이 연출되고 갑상선 기능은 억제되는 상황으로 변하게 된다.

과도한 스트레스 호르몬들

스트레스를 받게 되면 언제나 그 원인에 상관없이 몸에서 스트레스 호르몬들이 분비된다. 이들은 원래 개체가 처한 스트레스를 이겨내도록 도와주는 긍정적인 측면을 가지고 있다. 그래서 에너지를 절약하여 오로지 생존하는 것에만 집중하려 한다. 이런 성질 때문에 다른 기능들은 억제될 수밖에 없다. 즉, 스트레스 호르몬들은 생존과 관계없는 일반적인 대사 과정을 느리게 만들고 기초 대사를 담당하는 갑상선 기능도 억제시키는 역할을 하는 것이다. 이로 인해 몸에서 일반 세포들이 에너지를 사용하는 속도가 많이 줄어들게 된다.

또한 스트레스 호르몬들은 간에서 비활성형 T4가 활성형 T3로 전환되는 것을 방해하고 더 많은 역T3(reverse T3)를 만들어 내게 하는 작용을 한다. 이상의 두 가지 작용으로 말미암아 갑상선 호르몬이 세포 속으로 들어가 활성을 발휘하는 것이 억제된다.

과도한 운동

운동은 그 자체가 스트레스고 몸에 상당한 부담을 지우는 행동이기 때문에 너무 지나치게 하면 스트레스 호르몬들이 증가하게 된다. 그래서 실제로 과도한 운동이 몸에서 활성형 T3 호르몬의 생산을 거의 즉각적으로 중지시킨다는 사실이 입증된 바 있다. 따라서 과도한 운동은 직접적으로 갑상선 기능저하증 상태를 유발시킨다는 점을 명심할 필요가 있다. 그리고 이런 갑상선 기능저하증 상태는 운동이 끝난 뒤에도 상당 기간 지속되는 것으로 밝혀져 있다.

그러므로 너무 힘들게 일하고 너무 많이 운동하는 것이 건강에 무조건 좋은 것만은 아니란 점을 알아야 한다. 반면, 적당하게 규칙적으로 하는 운동이 만성적으로 지친 갑상선 기능저하증 환자들로 하여금 그런 상태에서 빠져 나올 수 있게 도와주는 운동이란 점도 기억해 두어야 한다.

환경 속 화학물질들

매일 우리는 주변 환경 속 수천 가지 독성 화학물질들과 접촉하며 살고 있다. 이런 화학물질들의 대부분은 어느 단계에서든 갑상선 기능을 억제시키는 작용을 한다.

대표적인 예가 우리가 먹는 음식 속에 들어 있는 농약과 제초제 성분들이다. 이들은 몸 속에 들어가면 에스트로젠과 비슷한 작용을 따라 한다. 피임약도 합성 에스트로젠과 합성 프로제스틴(이것은 천연 프로제스테론이 아니다.)을 함유하고 있다. 이들은 모두 갑상선 기능을 억제시키는 작용을 한다.

불소는 물 속, 상업용 식품들, 녹차, 치약 등에서 발견되는 것으로 아주 심한 갑상선 기능저하증을 일으키는 것으로 잘 알려진 물질이다.

수은은 치아 충전재 중에 아말감이라는 은빛 충전재 속 물질로 잘 알려진 것으로 백신 속에도 치메로살이란 성분 속에 들어 있다. 수은은 간에서 비활성형 T4 가 활성형인 T3로 전환되는 것을 억제시켜 준다.

에스트로젠 화학물질들과 비에스트로젠 화학물질들은 이것만이 아니라 각종 개인용 미용제품들, 위생제품들, 집안의 청소용 제품이나 세제들, 플라스틱, 실내 가구들, 기타 우리가 일상 생활에서 접하는 여러 물질이나 제품들 속에 들어 있다.

이런 환경 독소들은 몸에 축적되는 성질을 가지고 있기 때문에 몸에 축적되는 양이 많으면 많을수록 갑상선 기능을 더욱 억제시키는 작용을 한다고 보아야 한다.

자연적인 노화

나이를 먹어 감에 따라 모든 호르몬 레벨은 자연적인 변화 과정을 겪게 된다. 갑상선 호르몬도 예외는 아니다. 갑상선 호르몬을 포함하여 주요 호르몬들의 생산이 자연스레 감소하기 때문에 **나이가 들면 필연적으로 갑상선 기능이 저하된다고 보아야 한다.** 따라서 모든 수단을 동원하여 갑성선 기능을 지원해 주는 것이 가장 확실한 항노화 치료다. 그리고 이를 위해 제일 중요한 것이 몸속을 청소하고 식사나 영양보충제 같은 공급원으로부터 필요한 호르몬 또는 호르몬 원료들을 지속적으로 섭취하는 일이다.

갑상선 기능저하증을 불러오는 몸속 환경 요인 3가지

갑상선 기능저하증을 갑상선 샘 조직만의 문제로 보고 부족한 호르몬을 보충하겠다고만 생각하면 영원히 이 문제를 해결하지 못한다. 왜냐하면 갑상선 기능을 저하시키는 보다 근본적인 문제를 바로잡지 못한 채 피상적으로만 접근하기 때문이다. 그래서 시간이 갈수록 상황은 점점 더 악화되어 대부분의 환자들이 치유를 포기하고 그 상황에 적응하여 살아가게 된다. 나는 이런 식의 방법으로는 남은 인생을 자기가 주인으로 사는 것이 아니라 노예로 산다고 생각한다. 그런데도 많은 사람들이 그렇게 사는 것을 당연한 것으로 받아들이고 있어 참으로 안타깝기 그지없다.

이런 상황을 돌파하기 위해서는 무엇보다 먼저 자신의 몸 속 환경을 다시 재정비해야 한다. 나는 이를 위해 항상 "몸속 대청소"가 기본이 되어야 한다고 줄기차게 말해 오고 있다.(참고 : 본인의 다른 저서인 "몸속 대청소")

몸속 대청소를 통해 몸 속 환경을 깨끗하게 정화시키면 갑상선 기능을 억제시키는 요인들이 사라지게 되어 갑상선을 치유할 수 있게 된다. 반면 몸속에 많은 쓰레기를 쌓아둔 채 갑상선 호르몬만 투여하면 일시적으로는 효과가 있을지 몰라도 갑상선은 영원히 치유될 기회를 잃어버리게 된다. 그래서 남은 평생을 갑상선 없이 외부의 원조나 받으면서 살아가는 그런 비참한 신세로 전락하게 된다.

그럼 몸 속 환경을 어지럽혀 갑상선 기능을 저하시키는 요인들에는 무엇이 있는가?

흔히들 하시모토 갑상선염이 갑상선 기능저하증의 가장 흔한 원인이라고 말한다. 그러나 이것은 병리적인 관점에서 이해하는 것으로 이런 식의 설명으로는 일반인들이 문제의 근본을 해결하는데 아무런 도움을 주지 못한다. 그래서 나는 여러분들을 위해 다음과 같은 4가지 요인들을 다시 한 번 분명하게 지적해 주고자 한다.

1. 혈당 불균형
2. 장내환경 이상

3. 만성 스트레스

4. 환경 독소

  혈당 불균형은 앞서 말한 잘못된 식사 습관으로 인해 오는 것이다. 여러분이 지나친 욕심으로 혀끝 미각의 즐거움만 추구하다 보면 나중에 체중이 증가하고 인슐린 저항성이 생기는 블랙홀로 빨려 들어가게 된다. 이것은 나를 포함하여 어느 누구도 예외가 될 수 없는 분명한 임상 과정이다. 이렇게 되면 몸 속 환경은 악화일로를 걷게 된다. 우선 장내 환경부터 악화되기 시작하여 장 점막에 염증이 생기고 장내세균 이상증과 장누수 현상들이 발생하게 된다. 이로 인해 면역시스템이 흥분하여 불균형 상태가 되고 불필요한 곳에 에너지를 소비하는 일이 장기화되면 기력이 떨어지고 쉽게 피곤해진다. 이 자체만으로도 몸 안에서 스트레스 호르몬이 증가하는데 여기에 각종 삶 속의 다양한 스트레스까지 가중되면 갑상선 기능은 물론 몸을 보호하는 여러 호르몬들의 작용도 떨어져 사람이 맥을 못 추게 되는 단계로 접어들게 된다. 당연히 사는 것이 힘들고 괜한 근심과 불안이 항상 마음속에 있고 정서가 우울해지는 상황으로 진행하게 되는 것이다.

  이런 분명한 시나리오를 알고 있으면서도 이를 노화 과정이라고 당연하게 받아들이는 것은 **자기 몸에 대한 직무 태만**이라고 볼 수밖에 없다. 즉, 자기 스스로 몸을 관리할 능력이 없는 무능한 관리자란 것을 의미한다.

그러므로 이런 상황을 타파하기 위해서는 무엇보다 먼저 "몸속 대청소"를 통해 몸 속 환경을 바로잡아 주어야 한다. 갑상선 샘 조직도 몸 속 환경의 한 구성 요소다. 그러므로 갑상선 기능저하증도 갑상선에만 시선을 집중하지 말고 몸 속 환경의 악화로 인해 온 현상이라고 생각하고 몸 전체를 바로잡으려는 차원에서 접근해야 근본적인 실마리가 풀리게 된다.

몸 속 환경에 가장 큰 영향을 미치는 것이 장내 환경이다. 그래서 장내 환경의 중요성은 아무리 강조해도 모자란다. 갑상선 기능저하증을 관리하는데 있어서도 장내 환경을 관리하는 것이 매우 중요하다. 이 점에 관하여는 나중에 다른 책을 통해 좀 더 자세히 다루기로 약속하고 일단은 "몸 속 대청소" 차원에서 이를 관리하고 있으면 된다고 이해하면 된다.

제4장 갑상선 기능저하증 검사방법

 갑상선 기능저하증을 검사하는 방법에는 크게 두 가지가 있다. 하나는 혈액을 뽑아 검사실로 보내 수치를 측정해서 하는 검사고 다른 하나는 환자 스스로가 자신의 체온이나 맥박수를 모니터하여 이를 임상 증상과 함께 사용하여 판단하는 방법이다. 첫 번째 방법은 환자에게는 돈이 들고 의사에게는 수입을 올려주는 방법이라 의사와 병원들이 선호하는 방법이다. 또한 명분상 객관적 수치에 근거하고 있어 과학적(?)이라는 주장을 할 수 있다. 그러나 수치에 근거한 객관적 자료이긴 해도 이것에 영향을 미치는 요인들이 많고 또한 잘못된 기준 설정으로 실제 임상 증상과 맞지 않는 격차를 보여주기 때문에 신뢰성이 떨어진다는 문제점을 가지고 있다. 그래서 실제로 과학과는 거리가 먼 방법이라 할 수 있다.

 반면에 환자 스스로가 검사하는 두 번째 방법은 자신의 체온과 맥박수를 측정하여 관찰하는 방법으로 간단하고 돈이 들지 않는다는 장점을 가지고 있다. 또한 이를 자신의 임상 증상과 연관 지어 체온을 올리고 대사를 촉진시키는 방법을 통해 실제로 자신의 증상이 갑상선 기능저하증에 의한 것인지 여부를 확인해 볼 수 있다. 그래서 각 개인이 경험적 진단을 내릴 수 있기 때문에 훨씬 믿을만

한 진단 방법이라고 할 수 있다. 그러나 일부 의사들은 이 방법이 너무 주관적 경험에만 의존하는 진단 방식이라 비과학적(?)이라고 비판하고 있다. 그러나 내 생각은 다르다. 꼭 검사실에서 나오는 수치만 객관적인 것이 아니라 체온이나 맥박수도 엄연한 객관적인 데이터라 할 수 있다. 그러므로 두 번째 방법도 역시 주관적인 것만은 아닌 객관성을 지닌 방법이라고 생각한다. 다만 의사나 병원의 입장에서 보면 이득을 얻을 만한 소지가 별로 없기 때문에 의도적으로라도 이를 무시하고 감추려 하기 때문에 그런 평가를 받는 것이라고 볼 수 있다.

대신에 현행 주류의학의 의사들은 자신들에게 조금이라도 이익을 가져다주는 첫 번째 혈액 검사 방법을 표준으로 삼고 이것에 근거하여 갑상선 기능저하증을 진단하려는 태도를 줄기차게 고집하고 있다. (참고 : 이 방법은 갑상선 샘 조직의 문제를 확인하는 것으로는 맞을 수 있지만 갑상선 호르몬 경로 전체의 문제를 파악하는 방법으로는 정확하지 못하다.)

그렇지만 내 생각은 다르다. 나중에 좀 더 자세히 설명하겠지만 현행 주류의학에서 사용하는 갑상선 판넬 기능 검사가 그 사람의 갑상선 호르몬 상태를 정확하게 대변하여 주지 못하기 때문에 이를 보완하는 차원에서 돈도 안 들고 누구나 쉽게 측정할 수 있는 자가 측정법을 함께 사용하는 것이 훨씬 정확하고 합리적인 방법이라고 생각한다. 그래서 나는 반드시 갑상선 기능을 평가할 때 이 **두 가지 방법을 함께 병용하여 서로 보완적으로** 작용하도록 사용하고 있다. 특히 자가 체온 및 맥박수 측정법은 수시로 할 수 있고 결과를 판정하는데 시간이 걸리지 않기 때문에 더욱 정확한 방법이라고 생각한다. 다만 현행 주류의학에서 이 방법을 사용하지 않음으로 해서 많은 환자들을 진단에서 놓치고 있어 안타까울 따름이다.

그래서 이 장에서는 현행 주류의학에서 주장하는 혈액 검사 방법과 내가 모든 갑상선 환자에게 반드시 사용해야 한다고 주장하는 두 번째 방법, 즉 환자 자신이 자발적으로 체온과 맥박수를 모니터하여 갑상선 기능을 진단하는 방법의 장단점을 비교해보기로 한다.

이 글을 읽고 여러분이 왜 이 두 가지 방법을 함께 사용하는 것이 좋은지 그리고 만약 그 중에서 한 가지만 사용한다고 하면 내가 왜 혈액 검사가 아닌 두 번째 방법을 더 선호하고 있는지를 깨닫게 될 것이다.

혈액 검사로 갑상선 기능저하증을 진단하는 방법의 문제점들

갑상선 기능저하증과 관련하여 여러 가지 잘못된 정보들이 많이 횡행하고 있다. 그래서 나는 이 책을 통해 잘못된 정보를 접함으로써 혼란에 빠지는 여러분의 스트레스를 줄여주고자 우선 왜 많은 혈액 검사 방법들이 정확한 정보를 제공해 주지 못하는지부터 지적해보고자 한다.

우리 몸의 호르몬 시스템은 여러 단계를 거쳐 정보가 전달되는 계단식 구조와 이를 조절하는 피드백 시스템으로 구성되어 있다. 이런 복잡한 구조를 가지고 있기 때문에 그 경로 상의 어느 한 가지 호르몬만을 측정하여 그것을 가지고 전체적인 진행 상황을 파악할 수 있다고 보는 것은 너무나도 지나친 단순화된 생각이다. 복잡한 인체의 생리 구조에서 이런 단순한 생각으로 전체를 파악하게 되면 자칫 잘못된 판단을 하게 될 소지가 크다.

갑상선 호르몬의 경우에 있어서도 그렇다고 할 수 있다. TSH와 같은 어느 특정 단계의 호르몬만을 가지고 갑상선 기능저하증을 진단하는 것은 잘못된 오류를 양산할 가능성이 높다. 그래서 일부 의사들은 어느 한 가지 호르몬만 가지고 진단을 내리지 말고 여러 갑상선 호르몬을 함께 검사하여 이것을 종합해서 진단을 내려야 한다고 주장한다. 그래서 나온 것이 바로 **갑상선 판넬 검사**라는 것이다. 여기에는 TSH뿐 아니라 전체 T4와 T3, 자유 T4와 T3, 심지어 역T3(reverse T3), 갑상선 결합단백질(TBG) 등이 모두 포함되어 있다.

그렇지만 이런 여러 가지 호르몬 대사물질들을 다 검사해도 갑상선 기능저하증을 확실하게 진단 내리는데 여전히 문제점을 안고 있다. 우리가 알고 싶은 것은 오직 한 가지 사실이다. 즉, **그것은 갑상선 호르몬이 얼마나 많이 세포 속으로 들어가 얼마나 효율적으로 에너지 생산을 자극하느냐 하는 것이다.** 그런데 갑상선 판넬 검사는 이 답을 속 시원하게 말해주지 못한다. 다만 갑상선 호르몬 경로 상의 어느 부분에 문제가 있을 것이란 사실만을 말해줄 뿐이다. 그래서 실제 세포 속에 작용하는 갑상선 호르몬의 영향을 측정하려면 혈액 검사만으로는 안 되고 **세포의 대사율을 반영하는 다른 방법을 사용해야 한다.** 이 점이 바로 내가 두 번째 방법(체온과 맥박수 측정)을 선호하는 이유인 것이다.

또한 갑상선 혈액 검사가 정확하지 못한 이유에는 각 항목별로 제시하는 정상 참고 범위가 다른 여러 요인들에 의해 영향을 받기 때문에 갑상선 기능 상태를 적절하게 대변하지 못한다는 문제점을 가지고 있다. 그래서 가장 대표적인 TSH와 자유 T3 검사 수치의 문제점을 살펴봄으로써 이 말이 무슨 의미인 좀 더 자세히 설명해 보기로 한다.

갑상선 자극호르몬(TSH; thyroid stimulating hormone) 수치의 문제점

TSH는 갑상선 판넬 검사 항목 중에서 대부분의 의사들이 갑상선 기능저하증을 진단하는데 가장 많이 참고하고 있는 항목이다.

이 검사의 가장 큰 문제점은 TSH 레벨이 갑상선 기능저하증에 의해서만 전적으로 영향을 받는 수치가 아니라는 점이다. 예를 들어 TSH 수치는 다음과 같은 여러 요인들에 의해 영향을 받아 그 수치가 달라진다.

- 나이
- 과도한 스트레스 또는 코티졸
- 감염
- 통증 또는 외상
- 잘못된 식단의 선택

- 카페인
- 열
- 아드레날린
- 소마토스타틴(somatostatin)
- 도파민 또는 L-도파
- 암페타민
- 갑상선 호르몬의 피드백 효과

이처럼 여러 외부 요인들의 영향을 받아 수시로 변할 수 있는 호르몬을 오직 갑상선 기능저하증 하나에만 연관시켜 이해하려고 하기 때문에 오류가 발생하게 되는 것이다. 예를 들어 실제로는 갑상선 기능저하증인데도 이런 외부적 요인들의 영향으로 말미암아 TSH 레벨이 낮게 떨어질 수 있고 이로 인해 정상으로 판정받는 경우가 얼마든지 있을 수 있다.

TSH와 관련하여 또 하나의 문제점은 이것의 정상 참고 범위가 임의적으로 설정되어 있어 임상 증상과 상당한 괴리감을 보여주고 있다는 사실이다. 갑상선 전공 의사들이 TSH의 정상 참고 범위를 정할 때 전체 인구의 약 5%정도가 갑상선 기능저하증이 되도록 임의적으로 그 한계를 정했다. 그래서 처음에 5.0mIU/L를 정상 참고 범위의 상한선으로 정했던 것이다. 그러다가 이것이 너무 많은 갑상선 기능저하증 환자를 진단 받지 못하게 방치하고 있는 이유라고 비판을 받자 2003년부터는 이 기준을 3.0mIU/L까지 낮추게 되었다. 이 기준에 따르게 되면 대략적으로 전체 인구의 약 20% 정도가 갑상선 기능저하증에 해당된다고 할 수 있다.

그런데 이런 기준이 나오기 이전인 1930~1940년대 기초 체온과 맥박수를 통해 갑상선 기능을 평가하던 시절에는 전체 인구의 약 40~45% 정도가 갑상선 기능저하증에 해당된다는 기록이 있다. 그래서 이런 과거의 기록과 비교를 해 보았을 때에도 아직도 TSH의 정상 참고 범위가 높게 잡혀 있고 그 결과 여전히 많은 수의 사람들이 갑상선 기능이 저하되어 있는데도 불구하고 갑상선 기능저하증이란 진단을 받지 못하고 방치된 채 상태가 더 악화될 때까지 예방은커녕 정확한 치료를 받지 못하고 도리어 병이 진행되고 합병증이 발생하기만을 기다리게 만드는 무책임한 상황 속으로 내던져 버려진 상태로 있게 되는 것이다.

이 방법은 엄연히 존재하는 임상적 사실에 근거하여 판단하는 진단 기준을 마련한 것이 아니라 임의로 정한 통계적 기준에 근거하여 진단 기준을 삼았다는 원초적 오류를 가지고 있다. 따라서 이 방식은 어디에서도 과학적 근거를 찾아볼 수가 없는 편의적 진단 방식이라 할 수 있다. 그래서 TSH 수치만 가지고 갑상선 기능저하증을 진단하는 일은 이렇듯 잘못된 정상 참고 범위 설정으로 인해 부정확하고 신뢰할 수 없는 방법임을 확실하게 알 수 있다.

참고로 TSH의 정상 참고 범위의 상한치가 1.5 mIU/L까지 내려가게 되면 전체 인구의 약 50%가 갑상선 기능저하증 진단 기준에 포함된다. 나는 개인적으로 TSH 레벨의 정상 상한치가 1 mIU/L

정도까지 더 내려가야만 한다고 생각하는 사람이다. 그 이유는 TSH 레벨이 1.5 mIU/L 정도인데도 임상에서 숨은 갑상선 기능저하증을 가지고 있는 사람들을 종종 발견할 수 있기 때문이다.

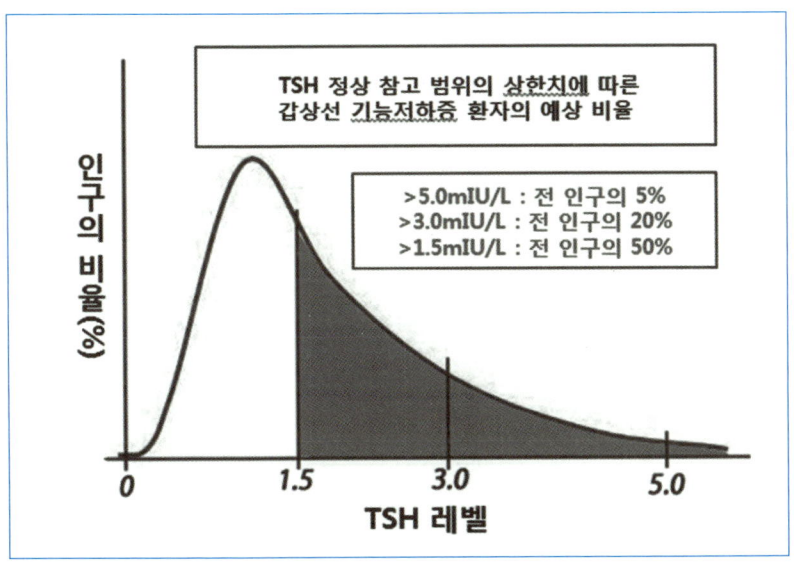

자유(Free)T3 호르몬 수치의 문제점

호르몬을 공부하다 보면 **자유 호르몬**이란 개념이 나온다. 이를 이해하려면 더 많은 기본 지식을 필요로 하기 때문에 여기서는 가능한 이해하기 쉬울 정도로만 설명하고 넘어가기로 한다.

몸에서 호르몬이 생산되면 그것이 다른 곳으로 이동하기 위해서는 결합단백질(binding protein)에 붙어야만 한다. 이런 것을 **결합호르몬**(bound hormone)이라고 부르고 이런 단백질에 결합되지 않고 그대로 있는 것을 **자유 호르몬**(free hormone)이라고 부른다. 이는 호르몬이 생산된 장소에서 다른 곳으로 이동하기 위해서는 단백질과 결합하여 이동하는 것이 효율적이기 때문에 생기는 현상이다.

자유 호르몬의 개념이 중요한 이유는 나중에 호르몬이 목표 지점까지 이동한 후에 궁극적으로 세포막을 통과하여 세포 속으로 들어가 작용하기 위해서는 다시 단백질로부터 분리되어 자유 호르몬으로 환원되어야 하기 때문이다. 그래야만 호르몬이 다시 활성화되어 세포에 의해 이용될 수 있게 된다.

그래서 검사실에서 호르몬 레벨을 측정할 때 이런 자유 호르몬의 레벨을 보는 것이 유효성을 판단하는데 있어 매우 도움을 줄 수 있다. 그러나 실제 진행된 여러 연구에서는 갑상선 호르몬 T3가 자유형이 아닌 단백질에 결합된 형태로도 얼마든지 세포막을 통과하여 미토콘드리아나 핵 속으로까지 들어갈 수 있다는 사실들이 발표되었다. 이 말은 갑상선 호르몬 T3가 꼭 자유 T3 형태가 아니어도 얼마든지 활성을 발휘할 수 있다는 것을 의미한다. 그래서 자유 호르몬 T3의 수치가 단독으로 갑상선 기능 상태를 확실하게 보여줄 수 있는 지표가 될 수 없다.

게다가 자유 호르몬이 혈액 속 전체 T3의 약 5% 정도를 자치하고 있기 때문에 이렇게 낮은 비율로 전체 갑상선 기능을 정확하게 대변할 수 없다는 문제점도 가지고 있다. 왜냐하면 그렇게 할 경우 나머지 95%의 T3는 말 그대로 무시하는 처사이기 때문이다. 그러므로 자유 T3 호르몬 수치에만 의존하여 갑상선 기능을 평가하는 것 역시 믿을 수 없다는 문제점을 가지고 있다.

새로 나온 혈액 검사법 : 역T3(reverse T3) 검사

현재 병원에서 혈액 검사를 통해 갑상선 기능저하증을 진단하는 방법 중 가장 대표적이라 할 수 있는 TSH와 자유 T3 호르몬 수치를 이용하여 갑상선 기능저하증을 진단하는 방법의 문제점을 살펴보았다.

최근에 이를 보완하기 위해 새로 나온 것이 역T3(reverse T3) 레벨을 검사하는 것이다.

이 검사는 갑상선 호르몬 샘의 문제를 검사하는 것이 아니라 갑상선 호르몬이 T4로부터 T3로 전환되는 상황이 어떤지 파악하는 검사다. 이를 이해하기 위해서는 먼저 T4가 말초에서 두 가지 방향으로 전환될 수 있다는 사실을 알고 있어야 한다. 즉, 그림에서처럼 T4가 활성형인 T3로 가거나 비활성형인 역T3로 가는 과정이다.

T3와 역T3는 서로 대칭인 이성체 관계로 마치 왼손과 오른손처럼 모양은 같은데 서로 겹쳐지지는 않는 관계라고 할 수 있다. 그래서 T3는 세포막의 수용체와 결합하여 갑상선 호르몬 경로를 자극하지만 역T3는 세포막의 수용체와 결합하지 못해 갑상선 호르몬 경로를 자극하지 못하는 비활성형인 것이다. 그 결과 T3는 자동차의 가속 페달 역할을 하고 역T3는 브레이크 역할을 하게 된다.

코티졸 레벨이 비정상적으로 너무 높거나 낮은 경우 또는 T4 약물인 levothyroxine(예 : 씬지로이드, 씬지록신 등)을 많이 먹는 경우, 비타민 D가 부족하거나 에스트로젠이 높은 경우, TPO 항체가 높거나 페리틴 레벨이 낮은 경우에는 T4가 주로 역T3로 전환된다. 그러므로 갑상선 기능을 증가시키기 위해서는 이런 일을 피하는 것이 중요하고 역T3 레벨을 줄이기 위한 마법의 탄환은 따로 없다는 사실을 깨달을 필요가 있다.

문제는 이처럼 역T3가 갑상선 호르몬의 작동이상(thyroid sick state)을 평가하는 중요한 수단인데도 대부분의 병원에서 이를 측정하지 않고 의료보험에서도 이를 인정해 주지 않고 있다는 사실이다. 따라서 이런 이유 때문에도 현재 주류의학에서 갑상선 기능저하증을 진단하고 평가하는 방법이 완벽하지 못함을 다시 한 번 확실하게 알 수 있다.

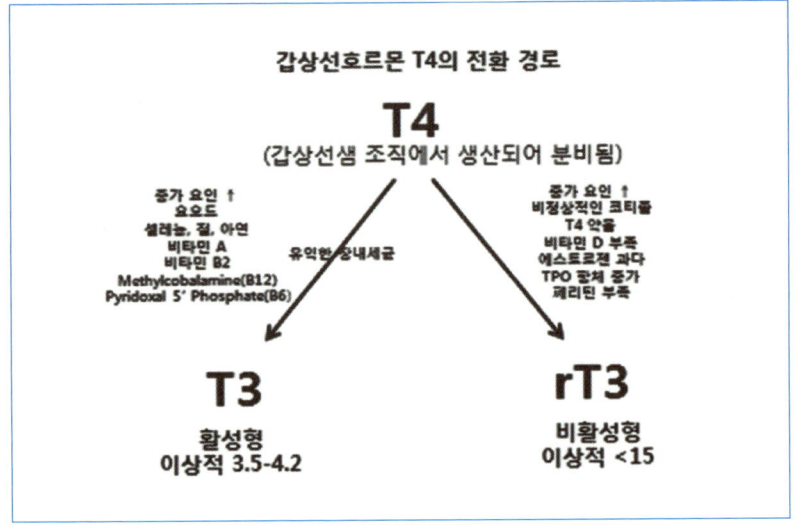

갑상선 기능저하증을 좀 더 정확하게 진단하는 대안적 검사법들

지금부터는 갑상선 기능저하증 여부를 알아낼 수 있는 가장 확실한 방법을 여러분께 알려주고자 한다. 이 방법은 환자 자신이 스스로 체온과 맥박수를 모니터하는 방법으로 돈이 들지 않는 대신 환자가 수고스럽지만 이런 지표들을 직접 측정해야 하는 단점(?)을 가지고 있다. 그럼에도 불구하고 이 방법이 가장 정확한 이유는 바로 **갑상선 호르몬이 최종적으로 세포 속으로 들어가 에너지를 생산하는 대사 과정에 참여하여 일으키는 변화를 보여주기 때문**이라 할 수 있다. 다시 말해 세포가 갑상선 호르몬을 사용하여 산화 작용을 통해 에너지 생산을 늘리게 되면 체온이 올라가고 맥박수가 증가하게 되는 일이 일어나기 때문에 이를 측정하여 실제로 갑상선 호르몬이 세포 대사에 얼마나 영향을 미쳤는지를 파악해 볼 수 있는 가장 확실한 방법이라 할 수 있다.

그러나 이 방법은 의사들이나 병원 입장에서는 돈을 벌수가 없기 때문에 가장 싫어하는 진단 방법이라고 할 수 있다. 아무런 경제적 이득도 없는 행위를 싫어하는 것은 비단 의료 분야에서만 일어나는 일은 아니다. 이런 이유로 의사들은 갑상선 기능저하증을 진단하는데 있어 가장 정확한 이 방법을 포기하고 대신에 그들에게 돈을 벌어다 주는 상기 혈액 검사 방법을 표준으로 선택하여 이것을 환자들에게 권장하고 있다. 문제는 그렇게 해서라도 혈액 검사가 더 정확한 진단을 내리는데 도움을 준다면 별 이견 없이 그런 주장을 따르겠지만 실상을 보면 혈액 검사가 돈이 안 드는 이런 검사보다도 정확하지 못한 경우가 종종 있기 때문에 이견의 소지가 있는 것이다.

결국 이런 모든 내용의 자초지종을 알고 나면 오늘날 현대 의학에서 사용하는 방법에 잘못이 있음을 알 수 있다. 그래서 나는 갑상선 기능저하증을 진단할 때 이 두 가지 방법을 함께 사용하고 있다. 그래서 보다 정확한 자가 체온 및 맥박수 모니터링 방법을 기준으로 삼고 여기에 혈액 검사(갑상선 판넬 검사와 콜레스테롤 수치 포함)를 보조 검사 방법으로 사용하여 문제점이 갑상선 경로 상의 어디쯤에 위치하고 있는지를 판단하고 실제로 갑상선 호르몬이 세포에 얼마나 효율적으로 작용하고 있는지를 함께 파악하고 있다.

체온과 맥박수를 모니터링 하는 법

우리는 보통 사람의 체온이 37℃라고 알고 있다. 그러나 실제로 보면 열이 없는 한 체온이 정상이라는 37℃를 가지고 있는 사람을 찾기가 매우 드물다. 대부분의 사람들은 정상보다도 낮은 체온을 가지고 있는 경우가 많다. 안정 상태에서 체온이 낮은 것은 대사율이 느리고 갑상선 기능이 저하되어 있기 때문이다. 이 점은 현대 의학도 충분히 인정하고 있는 점이다. 그래서 나는 이 점을 이용하여 갑상선 기능저하증을 진단하는 방법을 사용하는 것이 가장 합리적이라고 생각한다.

아침에 재는 기초 체온과 맥박수는 제대로 실시하기만 하면 갑상선 기능저하증을 진단하는데 매우 정확한 방법이라 할 수 있다. 또한 추가로 하루 종일 그리고 며칠에 걸쳐 자신의 체온과 맥박수를 모니터링함으로써 자신의 갑상선 기능 및 대사 상태도 추적해 볼 수 있다. 게다가 이 방법은 여성의 경우 자신의 배란일을 알아보는데도 도움을 준다.

그러나 무엇보다도 이 방법의 장점은 누구나 쉽게 언제 어디서든 시행할 수 있는 방법이라서 수시로 자신의 갑상선 기능 상태를 평가하는데 도움을 준다는 데 있다. 그리고 갑상선 기능저하증을 치료하기 위해 식단 조절이나 보충제를 사용할 경우 그 효과를 판정하는데도 쉽게 응용할 수 있고 그 결과를 혈액 검사처럼 기다리지 않고 바로 알아볼 수 있다는 장점도 가지고 있다. 그래서 자신의 건강을 의사에게 맡기지 않고 본인이 스스로 주도권을 가지고 관리할 수 있다는 점에서 여러분을 모두 건강 지성인을 만들어 주는 방법이기에 매우 가치가 있고 중요한 방법이라고 생각한다.

아침에 기초 체온을 모니터링함으로써 갑상선 기능저하증을 진단하는 방법은 원래 미국 의사인 브로다 반스 박사(D. Broda Barnes)가 처음으로 시행한 방법이었다. 반스 박사는 호르몬 문제를 전문으로 연구하던 사람이었는데 갑상선 기능저하증이 너무 적게 진단되고 많은 경우에 간과되고 있다고 주장하면서 주류 의료계와 각을 세웠던 사람이다.

그의 연구가 1940년대에는 분명 앞서간 것이었지만 그 이후 많은 의사들에게 널리 받아들여지지 못하게 된 데에는 앞서 말한 실리적 요인 외에 몇 가지 반대 요인들도 존재하였기 때문이다. 그 중에서 의학적으로 가장 중요한 반론을 살펴보면 기초 체온이 주변 공기의 온도에 따라 영향을 받아 변화할 수 있다는 주장이 있다. 체온이 주변 온도에 따라 변할 수 있기 때문에 체온 측정만으로 갑상선 기능 상태를 제대로 평가하는 것은 무리라는 주장이 제기되었던 것이다. 예를 들어 아침에 측정하는 체온은 주변 공기의 온도 역시 가장 낮아지는 시기라서 이에 영향을 받아서 체온이 낮게 나올 수 있는데 이것을 보고 갑상선 기능을 판단하는 것이 너무 단순하다는 반론인 것이다. 그래서 혹자는 따뜻한 기후에서 아침에 기초 체온을 재야한다고 주장하기도 했다.

그러나 나중에 같은 내분비 전공의사인 피트 박사(Dr. Raymond Peat)가 따뜻한 기후에서 재는 아침 기초 체온이 언제나 갑상선 기능저하증의 가장 좋은 지표가 아니라는 사실을 밝혀냈다. 그는 주변 공기가 따뜻할 때에는 갑상선 호르몬이 내부 체온을 37℃로 유지하기 위해 많이 일할 필요가 없다고 주장하였다. 그래서 그는 갑상선이 열심히 일을 하지 않아도 되는 그런 상황에서 갑상선이 얼마나 기능하는지를 측정하는 것이 도리어 이치에 맞지 않는다고 주장한 것이다.

그래서 피트 박사는 이런 반론을 보완하기 위해 갑상선 기능저하증을 가진 환자들이 맥박수가 매우 느리게 뛰는 경향을 가지고 있다는 사실에 착안하여 체온과 더불어 맥박수를 함께 측정하는 것이 도움이 된다고 주장하였다. 맥박수가 느린 현상은 환자들의 내부 체온이 주변 공기에 의해 영향을 받는 경우에도 여전히 느린 것으로 밝혀졌기 때문이다. 즉, 날이 추워 체온이 낮은데도 갑상선 기능이 저하되어 있는 사람에서는 맥박수까지 떨어져 있는 특징을 가지고 있음을 알게 되었던 것이다. 그래서 이런 사람들에게 갑상선 호르몬 보충제를 주고 나니 맥박수가 다시 정상으로 돌아온다는 사실을 확인하였다.

그래서 그는 기초 체온으로 갑상선 기능저하증을 판단할 수 없을 때에는 하루 중 맥박수를 비교하여 이것이 정상보다 낮게 유지되는 경우(80~85회/분 이하로 유지될 때)에는 갑상선 기능저하증으로 진단할 수 있다고 주장하였다. 이런 이유로 기초 체온을 잴 때 맥박수를 함께 측정해 두는 것이 나중에 이를 판정하는데 많은 도움을 주게 된다.

맥박수에 관한 고려 사항

많은 사람들이 맥박수에 관해 잘못된 생각을 가지고 있기 때문에 여기서 이 점에 대해 정확하게 언급해 둘 필요가 있다. 많은 사람들이 이런 저런 이유로 맥박수가 낮을수록 더 좋다는 생각을 가지고 있다. 그러나 이는 사실과 다른 틀린 내용이다.

영양소는 혈류를 타고 세포 속으로 들어가기 때문에 맥박수가 느릴수록 세포 속으로 들어가는 영양소는 그만큼 적다고 할 수 있다. 세포가 생존하고 제대로 기능하며 건강하게 에너지가 넘치는 상태를 유지하기 위해서는 많은 영양소를 필요로 한다. 만약 세포가 굶주리게 되면 쉽게 손상되고 기능을 상실할 수밖에 없다. 갑상선 기능저하증에서는 바로 이런 일이 흔히 일어나게 된다. 그러므로 맥박수가 느리게 되면 세포 속으로 들어가는 영양소가 그만큼 줄어들기 때문에 결코 건강에 좋다고 말할 수 없다.

그런데도 맥박수가 느린 것이 건강에 좋다는 오해가 생긴 배경에는 직업적 운동선수들이 다른 사람에 비해 맥박수가 느린 편이라서 그렇게 된 것이 아닌가라는 생각이 든다. 그렇지만 이것은 그들이 건강해서 맥박수가 느린 것이 아니라 그들이 힘든 육체적 스트레스 상황에 적응하느라 맥박이 느리게 뛰는 보상 작용을 한 결과이기 때문에 결코 바람직한 현상이라고 해석할 수만은 없다. 그러므로 맥박수가 정상 범위(80~85회/분) 보다 느리다고 건강하다는 생각은 잘못된 상식에 속한다는 점을 분명하게 알아 두길 바란다.

그렇다고 맥박수가 너무 높아도 좋은 것은 아니라는 점도 알고 있어야 한다. 그 이유는 아드레날린이라는 스트레스 호르몬이 너무 많이 작용할 경우 맥박수가 증가하기 때문이다.

맥박수 범위

피트 박사에 따르면 건강한 사람의 안정 시 평균 맥박수는 85회/분이다. 만약 건강하지 못하게 되면 맥박수가 70회/분 이하로 낮아지게 된다. 이는 갑상선 기능저하증을 강력히 시사하는 신호가 된다.

아침 기초 체온의 정상 범위

아침 기초 체온을 가장 정확하게 얻기 위해서는 잠자리 옆에 체온계를 두고 아침에 눈을 뜨자마자 자리에서 나오지 말고 심지어 몸을 많이 움직이지도 말고 체온을 재야한다.

체온계는 디지털 체온계보다 옛날 방식의 유리 체온계를 사용하는 것이 더 정확하다. 체온을 잴 때에는 체온계를 1분 이상 충분히 입 속에 넣고 재는 것이 필요하다. 그래야만 정확한 측정이 이루어질 수 있다. 만약 디지털 체온계를 사용할 경우에는 먼저 디지털 체온계를 몸 안에 5분 이상 갖다 대 놓고 난 후에 마지막 측정을 할 때 스위치를 누르면 된다.

아침 기초 체온이 36.5℃ 이하일 경우에는 갑상선 기능저하증을 강력하게 시사한다.

예외적 상황들

모든 일이 다 그렇듯, 여기에도 특별히 고려할 사항들이 있다. 왜냐하면 일부 케이스에서는 예외적인 상황들이 개입하여 잘 들어맞지 않는 경우가 생기기 때문이다.

아드레날린의 효과를 배제하기 위해서는 아침 식사 후 20분 정도 지나서 체온과 맥박수를 측정해 보는 것이 더 정확하다. 이는 아드레날린의 작용으로 체온과 맥박수가 정상보다 높게 나올 수 있기 때문이다, 그러므로 이런 사람들은 아침 식사 후에 체온과 맥박수를 재는 것이 좋다. 이런 일은 저혈당 증상을 가지고 있는 사람들에서 흔히 나타난다. 밤새 혈당 수치가 내려가면 아드레날린 수치가 오르고 아드레날린은 중심 체온과 맥박수를 증가시킨다. 그래서 아침에 체온과 맥박수가 잘못되어 높게 나올 수 있다. 그러나 이런 경우 아침을 먹음으로써 혈당 균형을 맞춰주면 아드레날린 레벨이 정상으로 떨어진다. 그래서 아침 식사 후에 20분 정도 지나서 다시 재측정을 해보면 갑상선 기능 또는 기초대사량에 관한 정확한 정보를 얻을 수 있다.

기상 시 아드레날린 레벨이 높았다면 아침 식사 후에 체온과 맥박수가 떨어지는 것을 확인해 볼 수 있을 것이다. 그러나 만약 아드레날린의 문제가 아니라면 체온과 맥박수는 아침 식사 후에 계속 올라가게 될 것이다.

또한 하루 중 오후에 체온을 다시 측정해보는 것이 갑상선 기능 저하증을 진단하는데 도움을 줄 수 있다. 만약 오후 3시경 체온이 37℃ 이하로 떨어지면 이는 혈당 저하로 인해 갑상선 기능이 떨어진 상황에 해당된다. 그러므로 이런 소견에 근거하여 갑상선 기능 저하증을 진단하는 것은 물론이고 이를 치료하는 방법도 함께 강구해 볼 수 있다.

체온과 맥박수를 모니터링하는 법

여러분은 본 '양생 갑상선 기능회복 프로그램'을 통해 자신의 기초 체온과 맥박수를 수시로 모니터링하여 그것을 통해 자신의 상태가 개선되고 있는지 여부를 판정해 볼 수 있다.

그러므로 체온과 맥박수를 기록하는 기록지(기초체온, 맥박수 그래프, 식사일지 및 식후 반응표)가 이 책의 부록에 제시될 것이다. 이 표를 활용하여 꾸준히 자신의 체온과 맥박수를 기록하는 습관을 들이길 바란다.

그리고 이를 통해 체온과 맥박수를 긍정적인 방향으로 개선시키면서 자신의 증상들이 개선되는지 여부를 역시 증상체크 목록을 통해 확인해 보길 바란다. 만약 체온과 맥박수가 증가하면서 자신의 증상들이 개선된다면 이들이 갑상선 기능저하 때문에 온 것이라는 점을 확실하게 확인해 볼 수 있는 방법이 된다. 그러면 여러분은 지금까지 해왔던 그 방향으로 계속 나아가면 갑상선이 치유되고 건강을 되찾을 수 있는 길로 들어서게 된다. 그러므로 이를 원동력으로 삼아 자신만의 평생 건강관리 계획까지 세워볼 수 있게 되는 것이다.

갑상선 기능저하증의 진단을 확인하기 위해 이런 기본적인 항목(체온과 맥박수)을 모니터링 하면서 치료적 시도를 함께 진행하는 방법은 1930~1940년대부터 널리 사용되던 방법들이다. 이 방법을 사용하면 자신이 갑상선 기능저하증을 개선하기 위해 식단을 바꾸거나 약 또는 보충제를 사용할 경우 그것이 효과를 제대로 발휘하고 있는지 여부를 당장에 쉽게 판정할 수 있다. 그래서 나는 적어도 갑상선 기능저하증 문제에 관해서는 이처럼 옛날로 돌아가 기본적인 규칙에 충실 하는 것이 훨씬 유리하다고 생각한다. 또한 이런 치료 방법은 갑상선에만 국한된 치료를 하는 것이 아니라 전신 상태(몸속 환경)를 모두 호전시키는데 더 큰 주안점을 두고 있기 때문에 여러분이 평생 건강관리 계획을 세우는데 있어서도 많은 도움이 될 것이라 생각한다.

표 1 | 체온과 맥박수를 이용한 갑상선 기능저하증 진단 알고리듬

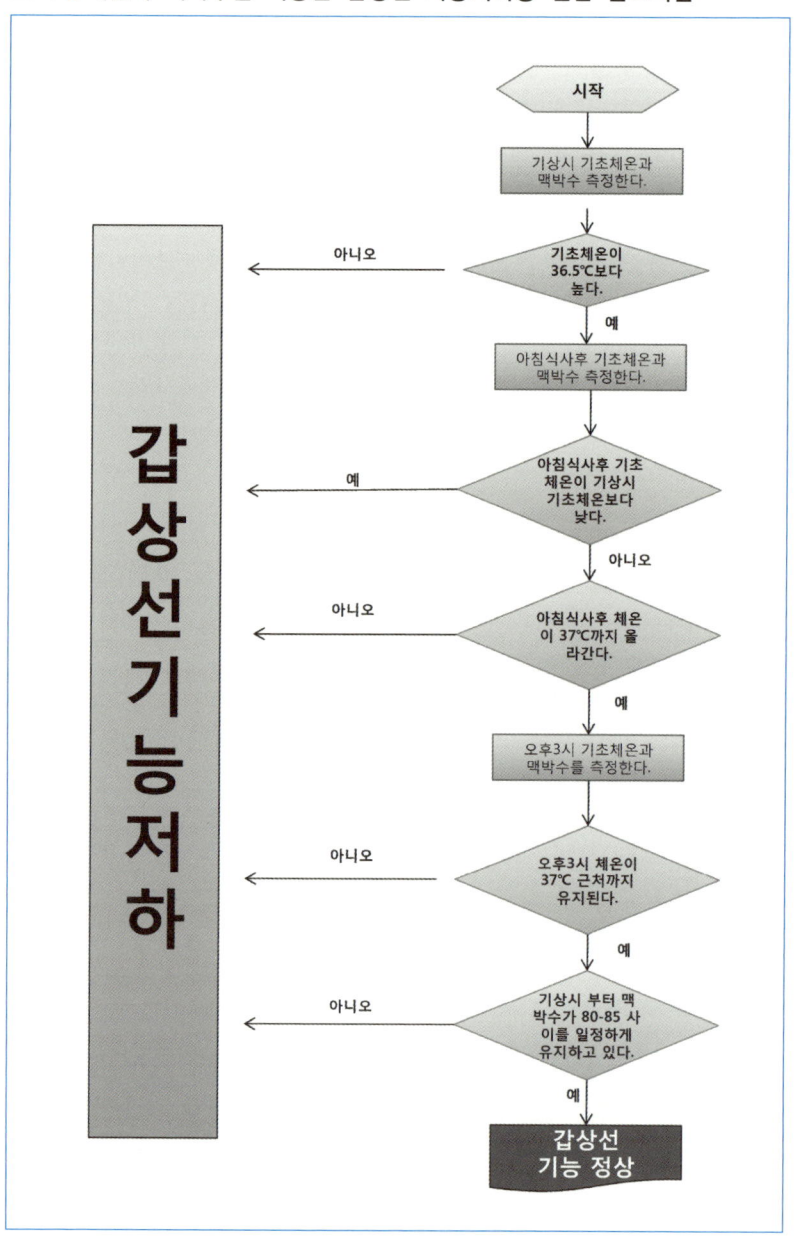

제5장 갑상선 기능저하증의 치료

 가장 아쉬운 점은 현행 주류의학이 제공하는 갑상선 기능저하증 치료가 항상 효과적이지만은 않다는 사실이다. 오히려 상태를 더욱 악화시키는 경우도 종종 있다. 그러므로 이 장에서는 잠재적으로 해가 될 수 있는 일부 치료법에 대해서 먼저 살펴보고 효과적인 치료를 시행하기 위해서는 어떤 방법을 사용해야 하는지 후반부에 알아보자.

잠재적으로 해가 될 수 있는 치료법들

 갑상선 기능저하증 치료를 할 때에는 대부분 다음 두 그룹중 하나에 속하게 된다. 첫 번째 그룹은 갑상선 호르몬 약(주로 티록신 T4)을 사용하는 의사들에 의해 치료가 이루어지는 그룹이다. 다른 그룹은 합성 약물이 아닌 천연 물질을 가지고 식이 요법과 더불어 몸 속 전체를 치료하는 의사에 의한 그룹이다. 어느 치료를 받든 간에 이를 선택하기 전에 여러분들이 고려할 사항이 있다. 그것은 바로 각각의 치료법이 가지고 있는 해로운 부작용에 대해서 미리 알아보고 선택하는 것이다. 특히 화학적 약물을 사용할 경우에는 이런 문제점을 많이 가지고 있기 때문에 이런 부작용에 대해 잘 알고 선택하길 바란다.

티록신(thyroxine) T4 호르몬만 보충하는 방법

현대 주류의학에서는 갑상선 기능저하증 환자들에게 T4 호르몬만 처방하고 있다. 그러나 T4 호르몬은 비활성형이기 때문에 그것이 효과를 발휘하기 위해서는 몸 안에서 활성형인 T3로 전환되어야 한다. 현행 주류의학에서는 T4를 주면 그것이 몸 안에서 T3로 전환된다는 전제를 깔고 이런 처방을 하고 있는 것이다.

그러나 안타깝게도 현실에서는 이런 전환이 그리 쉽게 일어나지 않는다.

그래서 T4만 주는 경우에 도움을 얻는 사람도 일부 있을 수 있지만 전혀 혜택을 얻지 못하는 사람들도 있다. 그것은 몸속에서 T4가 T3로 전환되는 것을 억제시키는 요인들이 많이 있기 때문에 그렇다. 만약 이런 상황이 벌어지면 오히려 몸 안에서 T4가 축적되는 일이 생기게 된다. 이렇게 비활성형인 T4가 몸 속에 축적되면 몸은 더 많은 T4가 만들어지지 않도록 네가티브 피드백으로 대응하기 때문에 갑상선 기능이 더욱 저하된다. 그래서 결국에는 T4만 주는 처방이 장기적으로 갑상선 기능에 부정적인 효과를 일으켜 약을 먹기 시작한 처음보다도 나중에는 갑상선 기능이 더욱 저하되는 아이러니한 상황을 맞이하게 된다. 즉, T4 약물이 이차성 갑상선 기능저하증을 유발하는 것이다.

이런 T4만으로 된 처방약들을 살펴보면 다음과 같다.

씬지로이드(Synthroid), 씬지록신(Levothyroxine), Levoxyl, Unithroid, Eltroxin, Levaxin, Norton, Eutrosig, Oroxine

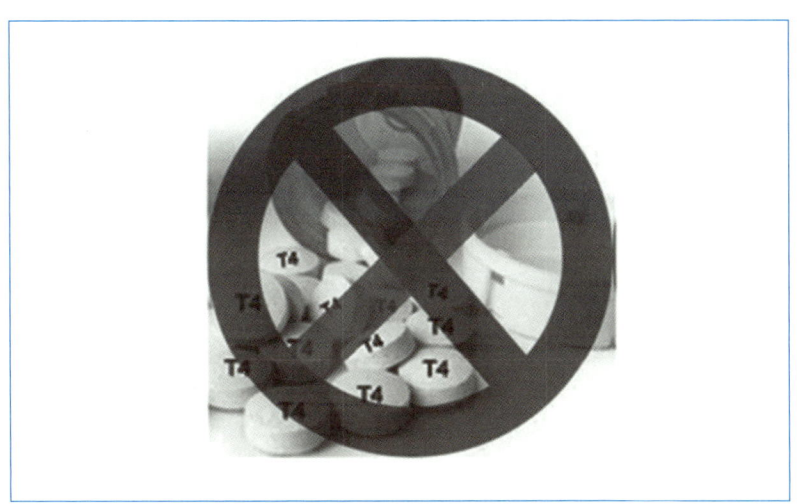

그림 3 ▮ 잘못된 T4 약물 사용의 위험

요오드 보충제를 처방하는 방법

갑상선 기능저하증 환자에게 요오드를 보충하도록 권하는 의사들이 아직도 많이 있다. 이 문제 역시 많은 사람들을 혼란에 빠뜨리는 문젯거리다.

갑상선 기능저하증 중에는 갑상선 샘이 전반적으로 부어오르는 갑상선종(goiter)이라는 상태가 있다. 이것은 오래 전부터 요오드 부족으로 인해 오는 현상인 것으로 밝혀져 있었다. 그러나 오늘날에는 이런 갑상선종이 매우 드물다. 오늘날 발생하는 대부분의 갑상선종은 요오드 부족 때문에 생기는 것이 아니라 에스트로젠이 과다하거나 또는 프로제스테론이 부족해서 생기는 것으로 이런 원인으로 말미암아 갑상선 샘이 그 자체의 호르몬을 방출하지 못해서 부어오른 것이다.

물론 요오드가 부족한 경우에도 갑상선이 부어올라 그렇게 될 수 있다. 그러나 산업 발달이 일어난 국가나 사회에서는 각종 음식에 요오드가 첨가되기 때문에 요오드 부족이 일어나기 매우 드물다는 사실을 알아야 한다.

요오드와 관련하여 또한 언급해 둘 한 가지 문제점은 갑상선 기능저하증의 진단을 위해 요오드가 부족한지 여부를 알아보기 위해 사용하는 검사법의 부정확성에 관한 것이다. 이 검사는 피부에 요오드 한 방울을 떨어뜨려 그것이 요오드가 빨리 사라지면 요오드 부족을 의미한다는 내용의 검사법이다. 그러나 이 검사법은 거짓양성(false positive) 반응이 일어날 가능성이 얼마든지 있기 때문에 과학적 정당성이 많이 떨어진다. 예를 들어 요오드(iodine)는 비타민C, 글루타치온, 치오설페이트 같은 여러 물질에 의해 요오드화물(iodide)로 쉽게 전환된다. 요오드화물은 자연적으로 색깔을 띠지 않는 무색이다. 그래서 요오드 색깔이 사라졌다고 해서 반드시 요오드 부족이라고 단정할 수 없다는 약점을 가지고 있다. 특히 요즘 우리 생활 주변에는 이런 물질들이 많이 존재하기 때문에 요오드가 요오드화물로 변하는 일이 일어날 가능성이 매우 높아졌다. 그래서 이 검사법에서 양성 판정이 나온다고 해도 이를 요오드 부족이라고 단정 지어 말할 수 없다는 문제점이 있는 것이다. 그러므로 이 검사법에 의존하여 갑상선 기능저하증과 요오드 부족을 자가 진단하는 일은 하지 말아야 한다.

일부 의사들은 하루 150 mcg(mg의 천분의 1) 정도로 아주 소량으로 요오드를 섭취하는 것은 안전하다고 말한다. 그렇지만 시중에 판매되고 있는 요오드 보충제를 보면 이보다 훨씬 많은 양이 들어 있기 때문에 요오드 독성 효과가 나타나기 쉽다는 점을 알고 있어야 한다.

만약 요오드가 과다하게 투여되면 아주 나쁜 부작용이 발생할 수 있다. 여러 가지 퇴행성 질환을 일으키는데 기여하는 것은 물론이고 요오드 레벨이 증가하면 갑상선에 염증을 일으켜 갑상선 기능을 더욱 저하시킬 수 있다. 또 다른 부작용 중 하나는 갑상선을 자극하지 않은 채 TSH 레벨만 억제시킬 수 있다는 점이다. 그래서 TSH 레벨을 모니터링하고 있는 사람이라면 이것에 속아서 자신의 상태가 좋아지는 줄로 믿게 될 수 있다. 그러나 이 경우는 실제로는 좋아지는 것이 아니라 더 나빠지고 있다는 사실을 깨달아야 한다.

식이요법을 강조하지 않는 치료법

건강을 지키는데 있어서 적절한 시기에 적절한 영양보충제를 투여하는 것은 상황을 역전시킬 수 있는 매우 중요한 수단이다. 그러나 내가 항상 강조하듯이 그런 방법을 사용하기 전에 이미 건강한 식사를 하고 있다는 전제가 반드시 깔려 있어야 한다. 갑상선 기능저하증에서도 역시 이런 건강하고 과학적인 영양 섭취 및 식이요법이 시행되지 않으면 아무리 좋은 약이나 보충제를 사용한다고 해도 그 효과를 충분히 얻을 수 없고 또한 그 효과를 지속시킬 수 없다.

대부분의 사람들이 갑상선 기능저하증 진단을 받으면 우선 약이나 영양보충제부터 찾는다. 그들은 알약 한 알이면 모든 것이 좋아지고 기운이 날 줄 알고 거기에 기대를 걸고 있다. 자신은 조금도 노력 하지 않고 그렇게 만들어주는 알약이 있다면 얼마나 좋을까? 그러나 그런 것은 인간의 나태함과 게으름이 만들어낸 백일몽에 불과하다. 자신의 노력 없이 병을 이기는 방법은 이 세상에 절대 없다는 것이 갑상선 기능저하증을 포함한 모든 만성 질병에서 여전히 적용되는 불변의 규칙이란 점을 확실하게 명심하길 바란다.

그런 의미에서 나는 먹거리 선택이 매우 중요하다고 생각한다. 식이요법은 나중에 설명할 호르몬 치료에 있어서도 강력한 영향을 미친다. **따라서 식이요법을 하지 않은 채 다른 치료를 한다고 하면 그것은 어느 치료가 됐든 간에 문제의 근본을 바로잡는 치료가 될 수 없다는 점을 다시 한 번 강조한다.** 그런데도 대부분의 의사들은 이렇게 중요한 식이요법을 제대로 설명해 주지 않고 약만 처방하고 있다.

몸은 필요한 호르몬을 생산하고 이를 적절하게 조절하기 위해 그에 맞는 올바른 비타민, 미네랄, 각종 영양소들을 필요로 한다. 간은 T4를 T3로 전환시키기 위해 셀레늄, 아연과 적정 양의 당분을 필요로 한다. 또한 우리 건강을 지키는데 없어서는 안 될 매우 중요한 물질로 여러 스테로이드 호르몬을 만드는데 필요한 전구물질인 프레그네놀론(pregennolone)이란 것이 있다. 이 프레그네놀론이란 호르몬 전구물질을 만들기 위해서는 비타민 A와 갑상선 호르몬이 꼭 필요하다.

　이처럼 식이요법은 몸에 필요한 각종 영양소들을 얻는 방법을 가르쳐 주는 것 이외에도 갑상선 기능에 해를 끼치는 나쁜 식품들을 먹지 않도록 주의하는 법도 가르쳐준다.

　여기서는 이런 식사법을 강조하지 않는 치료법이 잠정적으로 갑상선 기능에 부정적인 영향을 미칠 수 있다는 점을 다시 한 번 강조하고자 한다. 대두콩을 예로 들어보자. 대두콩은 몸 속 에스트로젠 레벨을 증가시키고 갑상선 기능을 저하시키는 작용을 한다. 에스트로젠은 직접적으로 갑상선 질환 및 갑상선 기능저하증 발생에 기여한다. 그런데 이런 음식을 계속 먹도록 하면서 아무리 좋은 약과 보충제를 쓴다고 하면 무슨 소용이 있겠는가?

　또 다른 예로 잘못된 나쁜 지방을 섭취하는 것을 들어 볼 수 있다. 각종 연구에서 다중불포화지방산은 여러 경로에서 갑상선 기능을 차단시키는 작용을 하는 것으로 밝혀졌다. 우선 갑상선 호르몬의 분비를 직접적으로 차단시키는 작용을 한다. 그 다음에는 갑상선 호르몬이 혈류를 타고 각 세포로까지 운반되는 과정을 차단시킨다. 마지막으로 세포들이 갑상선 호르몬에 반응하는 것을 억제시켜 호르몬 효과가 잘 나타나지 않게 만들어 준다. 그러므로 이런 나쁜 기름을 섭취하는 것을 먼저 중지시키지 않고 갑상선 호르몬 약이나 보충제를 투여하는 것은 '병 주고 약주는 식'이라 할 수 있다.

그래서 무엇보다도 중요한 점은 몸이 원하는 것을 제공하여 주고 몸에 해를 끼치는 음식들을 피하는 기본 원칙을 충실히 이행하도록 하는 것이 갑상선 기능저하증을 치료하는데 있어서도 매우 중요한 원칙임을 기억해 두길 바란다.

갑상선 기능저하증을 치료하는 효과적인 방법

이번에는 갑상선 기능저하증을 치료할 때 효과적인 방법들이 무엇인지 살펴보자.

다시 한 번 갑상선 기능저하증을 치료할 때 약과 보충제를 사용하는 것만이 유일한 방법이 아니란 점을 강조하고 싶다. 이런 약물과 보충제들은 자칫 더 큰 문제를 불러올 수 있는 임시 처방에 불과하다. 장기적으로 이들은 결코 잘못된 식사법과 생활 태도로 인한 부작용을 막아낼 수 없다. 오히려 갑상선 기능을 억제시키고 나중에 보이지 않게 건강을 망치는 역할을 할 수 있다. 그래서 **약 또는 보충제만 사용하는 치료 방식은 구멍 난 물통에 물을 채우는 것과 같다고 생각해야 된다.**

이런 점 때문에 나는 먼저 몸 속 환경을 바로 잡는 보다 큰 관점에서 접근하는 것이 옳다고 주장한다. 그리고 몸 속 환경을 깨끗하게 만들기 위해서는 무엇보다 먼저 "몸속 대청소"를 시행하는 것이 가장 확실한 방법이라고 생각한다.

"몸속 대청소"는 식생활 및 생활스타일의 개선을 통해 몸 속에 쌓인 쓰레기와 염증 물질들을 제거하여 세포들이 다시 재생 할 수 있는 터전을 만들어주는 방법이다. 이 방법은 갑상선 질환은 물론 모든 만성 질환을 치료하는데 있어 기본이 된다. 따라서 이 책의 주제인 갑상선 기능저하증 치료에 있어서도 역시 "몸속 대청소"가 우선적으로 적용되어야 하는데 이를 다시 세부적으로 나눠 설명하면 다음과 같다.

- 갑상선 기능을 개선하기 위한 식사요법
- 갑상선 기능을 회복하기 위한 영양 및 보충제 사용 요법(호르몬 요법 포함)
- 갑상선 기능 억제를 막아주는 스트레스 완화 및 생활스타일 개선 방법

여기에 갑상선 호르몬이 궁극적으로 세포의 에너지 생산을 증대시키는 역할을 하는 물질이기 때문에 세포 레벨에서의 산소이용률을 극대화시키는 방법을 사용해 주면 도움이 된다. 사람이 나이를 들면 가장 먼저 나타나는 현상이 바로 세포의 산소이용률 저하다. 그래서 아무리 많은 영양분과 산소를 준다고 해도 세포 속 미토콘드리아에서 에너지를 생산하는 효율이 저하되어 있으면 세포는 기능저하에 빠지게 된다. 그러므로 이런 경우에는 세포 속의 미토콘드리아를 청소하여 이들이 다시 산화 작용을 원활히 할 수 있도록 만들어주는 방법을 강구해야 한다. 나는 이런 목적으로 생산화 요법을 사용하고 있다.

- 세포의 산화 작용을 극대화시켜 주는 생산화 요법

그래서 갑상선 기능저하증을 치료하기 위해서는 이상의 4가지 방법들을 모두 종합적으로 사용해야 한다. 어느 한 가지만 가지고는 우리가 원하는 효과를 충분히 얻을 수 없다.

그리고 이런 방법들은 일정 기간을 정해 놓고 집중적으로 실시하는 것이 훨씬 효과적이다. 물론 갑상선 기능저하증이 평생 몸 관리를 해야 하는 대상이긴 하지만 그래도 일단은 흐트러진 균형을 비교적 짧은 기간 안에 바로잡고 이를 남은 평생 잘 유지하는 방향으로 나아가는 것이 바람직하다.

첫 번째 방법 – 갑상선 기능저하증 개선을 위한 식단

식이요법의 중요성을 깨닫지 못하는 사람은 결코 갑상선 기능저하증에서 벗어나지 못할 것이다. 그 만큼 갑상선 기능저하증을 치료하고자 할 때 제일 먼저 중요하게 실천해야 할 방법이 식이요법이다. 더구나 호르몬과 관련된 질환을 바로잡고자 할 때에는 식이요법이 매우 중요하다. 왜냐하면 몸이 필요로 하는 모든 영양소들이 매일 우리가 먹는 식사를 통해서 들어오기 때문이다. 이런 사실을 깨닫지 못하면 절대로 건강한 몸을 만들지 못한다. 우리가 식사로부터 몸이 필요로 하는 것을 얻지 못한다면 갑상선 기능이 최적으로 작동할 수 없다는 점은 분명한 사실이다.

그러나 식이요법을 이렇게 수요 측면에서만 고려한다고 해서 문제가 해결되는 것은 아니다. 오늘날 우리 주변에는 많은 먹거리가 있다. 그렇지만 그들 중에는 갑상선 기능을 억제시키는 것들도 많이 포함되어 있다. 따라서 해로운 음식을 가려내는 작업도 함께 해야 한다. 그런데 우리 주변을 둘러보면 갑상선에 해로운 음식들이 건강식품이라는 미명 아래 널리 홍보되고 있어 많은 사람들이 이에 속아 넘어가고 있다. 여러분은 이제부터라도 언론에서 또는 어느 사람이 좋다고 말하는 내용에 대해 그 진실 여부를 구분할 줄 아는 능력을 가져야 한다. 그러기 위해서는 여러분이 공부를 해야 한다. 그래서 그 말이 자신에게 맞는 말인지 아니면 틀린 말인지 확실하게 구분할 줄 아는 능력을 키워야 한다.

음식 중에는 갑상선 기능을 저하시키는 것도 있고 반대로 이를 증진시켜 주는 음식도 있다. (참고 : 제11장 갑상선 기능을 살려주는 식품들) 그러므로 갑상선 기능저하증 환자들은 그 기능을 증진시켜 주는 식품들만 골라서 먹을 줄 알아야 한다. 안타깝게도 이런 건강식품들이 잘못된 의도를 가진 사람들의 의견에 밀려 건강을 해치는 음식으로 매도당하고 있거나 천대 받고 있다. 그러므로 **과학적으로 근거가 있다고 주장하면서 언론에서 말하는 내용들을 절대로 100% 다 믿어서는 안 된다.** 언론에서 그렇게 말하는 사람은 자신에게 맞는 말을 할지 모르지만 자신에게 맞는다고 다른 사람에게까지 모두 맞는 말을 하는 것은 아니기 때문이다. 그러므로 음식에 관하여 '모든 사람에게 맞는 절대적 기준은 없다'라는 점을 잘 명심하고 이를 받아들이는 혜안을 갖춰야 한다. 또한 평소 자신에게 맞던 음식도 어느 상황에서 또는 다른 음식들과 같이 섭취하게 되면 얼마든지 소화불량, 복통, 구토, 설사 등과 같은 증세를 일으킬 수 있다. 그래서 몸에 필요한 영양소들이 제대로 흡수되지 못해서 갑상선 기능 등에 부정적인 영향을 미칠 수 있으므로 음식을 어느 한 가지 측면으로만 판단하는 일은 항상 주의해야 한다. 갑상선 문제에 있어서도 갑상선 기능에 해가 되는 음식이나 식품들이 있음에도 이들이 언론에 수많은 돈을 들여 광고를 하고 좋은 점만 부각시키기 때문에 사람들이 그 반대쪽 상황을 잊어버리고 그것을 전부가 좋은 것 인양 받아들이게 만들고 있는 경우가 수없이 많다.

그러므로 '양생 갑상선 기능회복 프로그램'에서는 이런 식품과 음식에 대한 잘못된 판단을 배척하고 자신에게 맞는 그런 식품이 무엇인지를 스스로 찾아내도록 도와주는데 가장 큰 주안점을 두고 있다. (참고 : 제7장 양생 갑상선 기능회복 프로그램 중 식사 플랜/ 제11장 갑상선 기능을 살려주는 식품들)

두 번째 방법 – 흐트러진 호르몬 균형을 되찾기 위한 영양 및 호르몬 보충요법

갑상선 기능저하증을 가진 사람은 여러 주요 호르몬 불균형을 가지고 있을 가능성이 높다. 호르몬 시스템은 서로 영향을 주고받도록 엉켜 있기 때문에 어느 한 부분을 바로잡으려고 하면 다른 부분에서 새로운 불균형이 초래되곤 한다. 그래서 전체적인 균형을 회복하게 만드는 것이 중요하다.

이런 점에서 볼 때 가장 확실한 방법은 지엽적으로 또는 부분적으로 문제를 풀려고 하는 것보다 몸 전체를 하나로 보고 접근하는 태도라고 할 수 있다. 그래서 나는 "몸속 대청소"를 통해 호르몬 균형을 잡아가는 방법을 항상 권장하고 있다. 상기 언급한 식이요법과 다음에 나올 스트레스 조절 및 생활스타일 개선은 전체를 아우르는 맥락 중에서 중요한 부분에 해당되기 때문에 따로 언급하는 것일 뿐이다. 그래서 식단을 바꾸고 생활 습관을 개선하는 것만으로도 호르몬 균형이 회복되는 경우를 종종 경험할 수 있다.

그러나 때론 이 두 가지만으로 문제가 쉽게 해결되지 않는 그런 경우를 만나게 된다. 그런 경우는 호르몬 시스템 내에 존재하는 피드백 기전 때문에 호르몬 불균형이 쉽게 잘 회복되지 않는 경우라고 할 수 있다. 이럴 때에는 일시적인 특정 영양소나 또는 우호적인 호르몬을 보충해 주는 것이 이런 악순환의 고리를 끊는데 도움을 줄 수 있고 그것이 유일한 해결책이 되는 경우도 종종 있다.

이처럼 우호적인 호르몬의 보충은 얽혀 있는 호르몬 불균형 문제를 푸는데 결정적인 도움이 될 수 있는데 이 때 주의할 점은 어느 경우에도 이런 호르몬을 보충해주는 것이 몸에서 갑상선 호르몬을 생산하는데 부정적인 영향을 끼치지 않도록 조심해야 한다는 점이다. 그래서 이때에도 식단 조절과 생활 속의 스트레스 조절이 기본적으로 먼저 시행되고 있으면 이런 부작용을 최소화 시킬 수 있다. 다시 말해 이런 기본적 원칙들을 잘 지키고 있는데도 갑상선 기능이 호전되지 않는 경우에만 호르몬 보충 요법을 사용해야 한다는 의미인 것이다. (참고 : 제12장 양생 갑상선 기능회복 프로그램 중 호르몬 보충 플랜)

세 번째 방법 – 갑상선 기능을 억제시키는 스트레스 조절 및 생활스타일 개선

사람마다 그 능력과 용량이 다르기 때문에 스트레스에 대처하는 방식과 자신의 생활 습관들이 전부 다를 수밖에 없다. 스트레스는 갑상선 기능을 억제하는 가장 대표적인 요인 중 하나다. 그러므로 불필요한 스트레스를 받지 않도록 자신의 생활 주변을 정리해야 한다. 지나친 욕심이나 덧없는 집착은 몸에 과도한 부담을 지워 자신도 모르게 갑상선 기능과 부신 기능을 조금씩 잃게 만든다. 자신의 모든 병은 자신의 지나친 욕심과 쓸데없는 집착에서 비롯됐음을 깨닫고 이를 조절하는 법을 배워야 한다. 그래야만 갑상선과 부신 기능이 회복되고 치유될 수 있다.

갑상선 기능에 나쁜 영향을 주는 생활스타일을 갖게 되면 당연히 갑상선에 부담을 주는 스트레스가 가해지게 된다. 그런 것 중에는 자신이 조절할 수 있는 것도 있고 조절할 수 없는 것도 있다. 그러므로 몸에 가해지는 스트레스를 줄이기 위해서는 자신의 생활스타일 중에서 조절할 수 있는 것을 최대로 조절하여 갑상선을 포함하여 몸에 가해지는 스트레스 부담을 줄이도록 노력해야 한다. 그리고 자신이 조절할 수 없는 것에 대해서는 아무리 노력해도 안 되는 것이므로 나름대로 그것을 피하거나 그 여파가 최소로 줄어들 수 있도록 생각을 바꿔서 흘려보내도록 해야 한다. (참고 : 제13장 양생 갑상선 기능회복 프로그램 중 스트레스 조절 및 생활 스타일 개선 플랜)

나는 모든 갑상선 기능저하증 환자들은 어느 정도 부신 기능도 부담을 받고 있다고 생각한다. 그 이유는 스트레스가 모든 만성 질환의 공통분모이기 때문이다. 그래서 간혹 갑상선 기능저하증이 심해 각종 치료를 다 하는데도 문제가 해결되지 않는 경우에 갑상선보다도 부신 기능을 먼저 지원해주는 치료를 하면 갑상선도 따라서 호전되는 경우를 목격할 수 있다. 이 점에 대해서는 나중에 다른 책을 통해 자세히 설명하기로 약속하고 여기서는 우선 갑상선 기능저하증으로부터 빠져 나오기 위해 자신의 현재 생활스타일을 주의 깊게 돌아보고 그 중에서 스트레스와 관련하여 자신이 고쳐야 할 점, 개선할 부분이 무엇인지 빨리 파악하여 선택과 포기를 적절하게 할 줄 아는 지혜를 갖춰야 한다는 점을 충고해 주고 싶다. 이런 취사선택을 잘 하는 경우에는 부신은 물론 갑상선 기능도 빨리 원상으로 회복될 기회를 얻게 된다.

네 번째 방법 – 세포의 산화 작용을 회복시키는 생산화 요법

이 방법도 역시 많은 사람들이 간과하여 놓치고 있는 부분이다. 그래서 다른 방법들을 다 사용해 보았는데도 갑상선 기능이 회복되지 않고 에너지 저하 상태에서 회복되지 못하는 경우에는 세포의 산화 능력이 저하되어 있다고 가정하고 이를 북돋아주는 방법을 고려해 보아야 한다.

안타깝게도 오늘날 많은 사람들이 이런 생각을 하지 않고 오직 영양제와 보약만 공급해 주는 편협된 사고방식에 사로잡혀 있다. 실제 오늘날 우리 주변을 둘러보라. 영양이 부족한 시대가 아니라 오히려 넘치는 경우를 자주 볼 수 있다. 따라서 문제의 본질이 영양 부족에 있는 것이 아니라 주어진 영양분을 제대로 이용하지 못하는 사용 불능에 있다고 판단 내려야 한다. 이를 비유적으로 말하자면 사람들이 돈을 많이 가지고 있지만 각자 집이나 은행에 보관하고 있고 실제 시중에 유통되지 않아서 경제 흐름이 안 좋은 그런 상황과 같다고 보면 된다. 이런 경우 화폐 가치는 떨어지고 돈을 사용할 목적이 사라지게 된다. 이와 마찬가지로 몸속에 에너지를 만들 연료는 충분한데 이를 연소시킬 산화 능력이 감소되어 있으면 소중한 연료가 오히려 몸 속 쓰레기로 변하게 되는 사태를 맞이하게 되는 것이다.

이런 난국을 타개하기 위해서는 몸 속에 영양을 공급하는 것보다 산소를 이용하는 산화 작용이 다시 활발하게 일어날 수 있도록 도와줄 필요가 있다. 이런 방법을 생산화 요법이라고 한다. 이 방법의 단점은 산화 반응을 잘못 일으키면 몸에 도리어 화를 입힐 수 있기 때문에 반드시 전문가의 도움을 받아 조심스럽게 병원에서 시행해야 한다는 점이다. 그래서 이 점이 일반인들에게는 다소 불편한 점이라 할 수 있다. (참고 : 제14장 양생 갑상선 기능회복 프로그램 중 산화적 대사율 증대법)

갑상선 기능저하증을 치료하는 종합적인 접근 방법

지금까지 말한 이 4가지 전략들을 함께 모아서 종합적으로 사용하게 되면 이들을 개별적으로 사용하는 것보다 훨씬 효과적인 결과를 얻을 수 있다.

여기서 본 "양생 갑상선 기능회복 프로그램"에서 사용하는 종합적 관리 방법과 현행 주류의학에서 사용하는 약물 치료 방법에 있어서의 차이점을 분명하게 알 수 있다.

양생 프로그램에서는 어느 한 가지 검사 수치에만 의존하지 않는다. 또한 체중 증가와 같은 어느 한 가지 증상에만 집착하지도 않는다. 무엇보다도 양생 프로그램에서는 갑상선 샘 조직의 기능에만 초점을 맞추지 않는다. 이렇게 어느 한가지에만 집착하게 되면 배가 목표를 잃고 산으로 가는 것과 같은 일이 일어나 그 결과를 장담할 수가 없게 되는 일이 종종 벌어진다.

단순히 TSH 레벨만 낮추거나 체중을 줄이기 위한 방법에는 여러 가지가 있을 수 있다. 그러나 이런 것들은 자칫 갑상선 기능을 더욱 떨어뜨릴 수 있기 때문에 위험하다. 반면 **'양생 갑상선 기능회복 프로그램'**에서는 현대 의학이 외면하고 있는 몸의 전체적인 생리 기능 회복에 초점을 맞추고 있다.

갑상선 기능저하증은 궁극적으로 세포 호흡 또는 세포 대사 레벨에서 기능 저하가 발생하는 상황이라 할 수 있다. 거기에는 갑상선 샘 조직에서 호르몬을 생산하는 것에 문제가 있는 경우뿐 아니라 말초 세포에서 갑상선 호르몬을 이용하여 에너지를 생산하는 일에 문제가 있는 경우도 포함된다. 전자를 순수한 의미의 일차적 갑상선 기능저하증(primary or true hypothyroidism)이라고 한다면 후자의 경우는 갑상선 호르몬의 기능적 작동이상 상태(functional hypothyroidism or thyroid sick state)라고 할 수 있다. 그러므로 임상적으로 갑상선 기능저하증으로 나타나는 문제를 단순히 갑상선 샘 조직에서 갑상선 호르몬을 생산하지 못해서 생기는 질환이라고 보는 근시안적 생각을 버려야 한다.

그래서 임상적으로 갑상선 기능저하증 문제를 갑상선 호르몬을 공급해 주면 된다는 식의 단순한 생각보다는 세포가 충분히 에너지를 생산할 수 있도록 모든 영양소(당분, 호르몬, 비타민, 미네랄 등)를 공급해주고 이들 영양소들이 작용해서 에너지를 생산하는데 방해가 되는 모든 걸림돌(스트레스, 소화 장애, 염증, 호르몬 불균형 등)들을 제거하여 주는 "몸속 대청소"의 개념으로 접근하고 여기에 필요시 생산화 요법까지 종합적으로 시행하는 것이 올바르고 근본적인 접근 방법이라 할 수 있다.

그러므로 여러분도 이런 거시적인 관점에서 치료 계획을 세우고 이를 평생 동안 실천할 생각을 가져야 한다. 갑상선 기능저하증은 나이를 먹으면 먹을수록 더욱 심해지는 경향을 보이게 된다. 그리고 더 많은 사람들이 새롭게 갑상선 기능저하증 상태에 빠지게 된다. 그러므로 이 문제를 자신의 인생은 물론 평생 건강관리 차원에서 접근할 필요가 있다. 그 대신 좋은 점은 갑상선 건강을 잘 관리하면 그 만큼 활기차고 보람찬 인생을 살 수 있고 수명도 연장되게 된다. 따라서 귀찮다고 포기하지 말고 열심히 관리하면 그만한 대가를 충분히 얻을 수 있다는 점을 분명하게 명심해 주길 바란다.

제 2 부
양생 갑상선 기능회복 프로그램

제6장   양생 갑상선 기능회복 프로그램 개관
제7장   양생 갑상선 기능회복 프로그램 중 식사 플랜
제8장   양질의 단백질이 갑상선 기능에 미치는 영향
제9장   똑똑한 식이지방과
         그들이 갑상선 기능에 미치는 영향
제10장   건강한 탄수화물이 갑상선 기능에 미치는 영향
제11장   갑상선 기능을 살려주는 식품들
제12장   양생 갑상선 기능회복 프로그램 중
         호르몬 보충 플랜
제13장   양생 갑상선 기능회복 프로그램 중
         스트레스 조절 및 생활 스타일 개선 플랜
제14장   양생 갑상선 기능회복 프로그램 중
         산화적 대사율 증대법
제15장   종합 실천편

제6장 양생 갑상선 기능회복 프로그램 개관

서론에서 언급했듯이 본 양생 갑상선 기능회복 프로그램은 크게

1. "몸속 대청소" : 몸속의 각종 염증 물질들과 호르몬 관련 찌꺼기들을 제거시켜 갑상선 호르몬이 기능하는데 관여하는 여러 방해 요인들을 제거시켜주는 환경 개선 작업

2. "갑상선 영양 및 호르몬 보충 요법" : 활동성 갑상선 호르몬이 잘 생산되도록 필요한 영양분을 제공하고 관련 호르몬의 엉킴 작용을 풀어주는 작업

3. "스트레스 완화법" : 갑상선 기능이 약화되게 만든 스트레스를 조절, 완화시키는 식사 및 생활습관의 개선 방법(부신 기능 지원 포함)

4. 산화적 대사 증대법 : 최종적으로 세포에서 갑상선 호르몬이 작용하여 에너지 생산을 증대시킬 수 있도록 도와주는 방법

4가지로 구성되어 있다. 이 4가지를 개별적으로 추구하는 것이 아니라 종합적으로 추진함으로써 저하된 갑상선 기능이 다시 최적의 상태로 가동하도록 만드는 것이 그 목적이다.

| 몸속 대청소 | + | 갑상선 영양/호르몬 보충 | + | 스트레스 완화법 | + | 산화적 대사 증대법 |

본 '양생 갑상선 기능회복 프로그램'은 단기간에 효과를 보는 마법 프로그램이 아니다. 장기적으로 꾸준하게 실천하여 기적을 만들어가는 일종의 수행 프로그램이다. 그러므로 자신의 인생 계획과 함께 같이 가야 하는 프로그램이란 점을 명심하고 그에 맞는 계획을 세워보길 바란다.

제7장 양생 갑상선 기능회복 프로그램 중 식사 플랜

몸속 대청소를 실시할 때 제일 중요한 부분이 **식사 절제** 부분이다. 절제된 식사를 통하지 않고서는 어떤 경우도 몸속 대청소를 할 수가 없다. 그래서 모든 만성 질환의 가장 기본적인 실천 전략으로 식사 조절이 반드시 들어가게 되는 것이다.

갑상선 기능저하증을 극복하기 위해서도 절제된 건강 식사를 하는 것이 제일 중요하다. 문제는 많은 환자들이 자신에게 맞는 진짜 건강한 식사가 무엇인지 잘 모른다는 것이다. 그리고 더욱 문제가 되는 것은 건강한 식사를 하지 못하게끔 우리 주변 환경이 너무나 열악하게 변해있다는 사실이다.

오늘날 많은 사람들은 건강이 전적으로 체중과 관계있다고 알고 있다. 그러나 이는 문제의 본질을 잘못 파악하는 원인 중 하나에 해당된다. 그렇다고 내가 과체중이 건강하다고 말하는 것은 절대 아니다. 체중 증가는 분명 몸 속 쓰레기 증가와 연관되어 있기 때문에 만성 염증을 일으킬 수 있으므로 경계해야 한다. 그렇지만 과체중이 아닌 사람도 암, 기타 여러 질환으로 고생하고 있는 것을 보면 진짜 중요한 점은 바로 **몸에서 독소를 처리하는 능력**이라 할 수 있다. 그러므로 식사 플랜을 짤 때 너무 체중 감량에만 연연해하지 말고 몸속 환경을 정화시킨다는 생각으로 접근하는 것이 좋다.

그래서 나는 이 책에서 체중 감량보다는 갑상선 기능을 살리는 방향에서 가장 좋은 식사법을 알려주려고 한다. 그것은 바로 자신의 대사체질에 맞는 식사법이라 할 수 있다. 대사체질에 관해서는 나중에 다른 곳에서 좀 더 자세히 다루기로 약속한다. 그렇지만 그 요체는 여러분이 **자신의 몸에 맞는 식사를 하게 되면 대사 효율이 좋아져서 체중도 저절로 적정 체중을 찾아 회귀하게 된다는 점이다.** 따라서 내가 강조하는 갑상선 다이어트 역시 자신의 대사체질에 맞는 균형 잡힌 다이어트(일명 궁합/밸런스 다이어트)라고 생각하면 된다.

갑상선 기능저하증을 극복하는데 있어서 식단의 중요성

식사는 다른 어떤 요인보다도 몸 속 환경에 가장 큰 영향을 미치는 요인이다. 그래서 다른 질환에서도 그렇듯 갑상선 기능저하증 환자에서도 식사가 매우 중요한 역할을 차지하고 있음을 알아야 한다. '생명을 주는 것은 생명을 통해서'란 말이 있다. 이는 우리가 어떤 음식을 먹느냐에 따라 건강이 달라지게 된다는 매우 의미심장한 말이라고 생각한다. 특히 에너지 측면에서 생명을 말할 때 이 말의 의미는 더욱 중요하다고 할 수 있다.

100년 전에는 인류가 에너지가 넘치면서 갑상선 기능을 지원해

주는 그런 음식들을 주로 섭취했었다. 그러나 현재는 전혀 그렇지 못한 상황으로 바뀌었다. 옛날에는 동물의 각종 장기나 분비샘 조직, 뼈, 피부, 연부조직 등을 모두 함께 넣고 고아서 만든 그런 영양가 있는 수프나 국물들을 먹었다. 거기에는 항염증 작용을 하는 각종 단백질과 천연 갑상선 호르몬, 기타 비타민과 미네랄 같은 영양소들이 모두 들어 있어 건강에 많은 도움을 주었다. 게다가 과일과 채소도 역시 에너지가 풍부하여 간과 근육에 충분한 글리코겐을 저장할 수 있었다. 이렇게 저장된 글리코겐이 다음 번 식사 때까지 근육과 뇌에 당분이란 연료를 공급해 주는 역할을 했던 것이다.

그러나 오늘날의 현대식 식사는 이와 완전히 다르다. 오늘날 우리가 먹는 식사 속에는 **갑상선 기능을 저하시키는 염증성 단백질과 지방질들이 너무나도 많아졌다.** 그래서 앞서 언급한 갑상선 기능을 지원해주는 동물성 식품들의 주요 영양 성분들이 거의 대부분 사라지고 없는 상태라고 할 수 있다. 게다가 오늘날의 과일과 채소는 영양가가 떨어져서 간에서 갑상선 호르몬을 활성화시키는 작업을 제대로 지원하지 못하고 있는 실정이다. 실제로 많은 사람들이 선호하는 과일과 채소들도 영양소가 낮은 그런 것들로 주류를 형성하고 있다. 또한 가공 식품업계와 의료계는 수천 년 동안 우리 인간의 주요 식량원이었던 건강한 지방에 대해 두려움을 갖도록 잘못된 정보들을 흘려놓음으로써 많은 사람들의 건강을 해치는 죄악을 저지르고 말았다. 실제 건강을 위협하는 주범이 가공된 식물성 지방인데도 불구하고 이런 것들을 건강에 좋다고 미화시켜 오늘날 우리의 식탁을 지배하게 만들어 버렸다. 그리고 콜레스테롤과 포화지방 같은 건강한 지방을 나쁜 범인으로 몰며 그에 대한 두려움을 갖도록 호도하였다. 이를 두고 '적반하장도 유분수'라는 말이 떠올라 어안이 벙벙할 지경이다. 이런 가공 식물성 지방 때문에 암, 심혈관질환, 퇴행성관절염 같은 각종 질환들이 마구 늘어나고 있는데도 현대 의학계와 식품업계는 이를 애써 외면하고 있다.

그래서 나는 오늘날 우리가 먹는 식사들이 주로 갑상선 기능을 억제시키는 식품들로 구성되어 있다는 문제점을 지적하고 이를 바로잡아야 한다고 생각한다. 이는 100년 전에 우리 조상들이 먹던 음식과 비교해 보면 더욱 확실하게 알 수 있다. 그런데도 도리어 갑상선 기능을 저하시키는 음식들이 건강식품으로 홍보되고 있는 현실을 보니 누군가 나서서 이를 분명하게 바로 잡아주지 않으면 안 되겠다는 책임감마저 무겁게 느끼게 된다. 그 대표적인 예가 바로 건강한 기름으로 선전되는 각종 식물성 기름들과 대두콩을 이용한 각종 가공 식품들이다. 이들은 분명 갑상선 기능을 저하시키는 가장 대표적인 식품들인데도 건강한 음식으로 포장되어 널리 홍보되고 있다. 또한 다른 한편으로는 자신들의 존재를 몰래 숨긴 채 이를 이용하여 2차, 3차 조리 음식을 만드는데 이용되고 있다.

우리는 여기서 다시 한 번 이런 가공 식품들의 등장 이후로 인간의 건강이 급속하게 나빠져 만성 질환들이 늘어나고 있다는 사실을 직시해야 한다. 지난 100여 년 동안 가공 식물성 기름과 가공 식물성 단백질의 도입으로 심혈관질환, 암, 퇴행성관절염 등이 크게 증가하였고 비만, 당뇨 같은 대사질환도 늘어났다는 사실을 깨달아야 한다. 이 동안 아이러니하게도 갑상선 기능저하증은 진단 기준을 축소하여 늘어나지 않은 것처럼 되어 있지만 실제로 보면 더 많이 늘어나서 다른 질환 속에 숨은 요인으로 자리 잡고 있음을 알 수 있다.

따라서 우리가 이런 식으로 갑상선 기능을 저하시키는 음식들을 계속 먹는 한 각종 만성 질환에 잘 걸리게 되고 또 걸려도 치유가 되지 않게 되는 어려운 상황 속에 빠지는 일이 계속 벌어지고 있다. 이런데도 의료계는 이런 이면의 상황을 모른 척하고 약과 수술로 피상적으로 드러나는 문제들만 해결하려고 하고 있다. 그 결과 오늘날의 의료에는 치유는 없는데 그 안에서 거래되는 돈의 양만 늘어나는 기형적인 돌봄 서비스 분야의 한 형태로 변질되었다고 생각한다.

갑상선 분야에서도 이런 현상은 두드러져 질병을 일으키는 근본적인 원인을 방치한 채 증상 치료만을 제공하는데 치중하고 있다. 그러므로 이런 상황에서는 아무리 갑상선 기능을 지원하는 약물이나 영양보충제를 사용한다고 해도 그것은 일시적인 효과에 불과하다는 점을 깨달아야 한다. 또한 약과 영양보충제가 아무리 좋아도 그것은 결코 잘못된 식생활의 문제까지 해결해 줄 수 있는 근원적인 대책이 되지 못한다는 점을 확실히 알고 있어야 한다.

그래서 나는 여러분에게 제대로 된 식사를 먼저 하고 그래도 안 될 경우에 이를 도와주는 보충제를 사용하는 것이 올바른 순서라는 점을 다시 한 번 확실하게 주지시키고자 한다.

양생 갑상선 기능회복 프로그램의 식단이 추구하는 목적과 내용

양생 갑상선 기능저하증 회복 프로그램의 식단이 추구하는 목적은 아주 간단하다.

"여러분께 현대 의학이 권장하는 식이요법의 문제점을 지적해주고 여러분으로 하여금 진정으로 건강한 식단이 무엇인지 깨닫도록 도와주고자 하는 것이다."

식사가 건강의 기초를 이루는 만큼 갑상선 기능저하증을 극복하기 위한 유일한 방법도 식단에서 그 답을 찾아야 한다.

이를 위해 본 프로그램에서 사용하는 기본적인 내용은 갑상선 기능저하증을 개선시키기 위해서 혈당을 안정되게 유지하는 것을 근간으로 정해 놓고 이를 위해 매끼 식사의 내용을 그 사람의 대사체질에 맞는 식품들로 대영양소의 비율에 맞춰서 구성하고 그 횟수도 혈당을 안정되게 유지하는 차원에서 결정하도록 하는 것을 기본 골격으로 삼고 있다.

그래서 몸이 필요한 만큼 갑상선 호르몬을 생산하여 이를 활동성 있는 형태로 전환시켜 세포들에 전달해 줄 수 있도록 그에 필요한 영양분을 공급해 주는 것에 목표를 두고 있다.

지금부터는 올바른 식단에 대해 좀 더 알아보고 갑상선에 좋고 나쁜 영향을 미치는 영양소들이 무엇들인지 살펴보기로 한다. 단백질, 지방, 탄수화물의 순으로 알아보기로 한다.

제8장 양질의 단백질이 갑상선 기능에 미치는 영향

단백질에 대한 오해

우선 많은 사람들이 단백질에 대해 잘못 알고 있는 점에 대해 살펴보자.

단백질에 대한 오해 #1 : 모든 단백질은 모두 동일하게 만들어진다.

많은 사람들이 단백질은 모두 동일하다고 생각한다. 그러나 단백질은 아미노산이란 기본 단위 물질로 구성된 다중체로 그 종류, 수, 배열에 따라 얼마든지 다양한 것이 만들어질 수 있다. 우선 아미노산의 종류만 해도 20여 가지가 넘고 그들이 하나의 단위로 참여하여 수 개에서 수백 개가 연결되는 구조이기 때문에 단백질의 종류는 무궁무진하다고 할 수 있다. 그래서 공급원이 무엇이냐에 따라 단백질의 종류는 달라진다고 할 수 있다.

나이에 따라 단백질을 구성하는 아미노산에 대한 요구량에 있어서도 차이가 생기게 된다. 성장하는 어린 시절에는 성장을 자극하는 아미노산인 트립토판 같은 아미노산을 더 많이 필요로 하고 성장이 끝난 시점에서부터는 트립토판의 필요량이 감소한다. 성장이 끝난 시점에 트립토판이 많이 존재하게 되면 도리어 염증을 유발시키는 요인으로 작용할 수가 있기 때문에 몸에 스트레스를 주는 셈이 된다. 따라서 성인이 된 후에도 계속해서 트립토판이 많은 살코기 단백질을 섭취한다면 만성 염증성 스트레스 반응을 일으킬 가능성이 높다. 그러면 이런 스트레스 반응이 갑상선 기능을 억제시키는 요인으로 작용하게 된다. **따라서 성장이 끝난 성인은 젤라틴, 달걀, 갑각류, 유제품 같은 항염증 작용을 하는 양질의 단백질을 섭취하는 것이 좋다.**

단백질에 대한 오해 #2 : 모든 단백질(아미노산)을 식물성 식품으로부터 구할 수 있다.

사람들이 현미나 통밀 같은 통곡물을 먹으면 단백질 함량이 높아 몸에 좋다고들 말한다. 또 채식주의자들은 콩이 아주 좋은 단백질 공급원이라고 주장한다. 그러나 이는 비교 대상이 없을 때 해당하는 말이다. 식물성 단백질을 동물성 단백질과 비교하면 그 질이 매우 떨어지고 몸에서 이용하기 힘들다는 점을 확실하게 알 수 있다. 그러므로 식물성 단백질의 질이 동물성 단백질의 질에 비해 월등히 떨어진다는 점을 알아야 한다.

식물성 단백질 속에는 몸에 꼭 필요한 필수 아미노산이 들어 있지 않은 것들도 많이 있다. 그래서 제대로 이용되려면 다른 적절한 아미노산이 들어 올 때까지 기다리고 있거나 또는 그대로 대사되어 나가버리게 된다. 게다가 식물성 단백질 속에는 단백질과 다른 영양소들의 소화를 억제시키는 반영양물질들을 함유하고 있다. 그 대표적인 것이 피틴산이다. 견과, 씨앗, 곡물 등에는 이런 피틴산이 단백질과 함께 들어 있어 이를 섭취하였을 때 소화가 되지 않게 만들고 다른 영양소들의 흡수를 방해하는 작용을 한다. 그래서 이런 장애를 극복하기 위해 견과, 씨앗, 곡물을 먹을 때 발아시키거나 이들을 쪄서 생체이용률을 증가시키고자 하는 것이다. 그렇지만 그렇게 한다고 해도 식물성 단백질 속에는 여전히 필수 아미노산이 부족한 상태로 있기 때문에 그 질이 떨어진다고 할 수 있다.

단백질에 대한 오해 #3 : 유청 단백질이 건강에 좋다.

보디빌더들에게 인기 높은 단백질 가루의 주성분이 유청(whey) 단백질이다. 유청 단백질은 잘 짜인 판매 전략에 의해 사람들에게 근육을 키워주고 지방을 연소시켜 주는 효과가 뛰어난 단백질로 알려져 있다. 그렇지만 유청 단백질 속에는 염증을 유발시키고 갑상선 기능을 억제시키는 트립토판, 시스테인 같은 아미노산들이 높은 비율로 들어 있다. 또한 유청 단백을 얻는 가공 과정에서 탈수를 하게 되는데 그것이 단백질을 산화시키는 요인으로 작용하게 된다. 그래서 가공 후에는 단백질의 질이 떨어지고 알레르기 반응 같은 독성 반응을 일으킬 가능성이 높아진다. 이 뿐 아니라 유청은 당분에 버금할 정도로 인슐린 분비를 자극하는 단점을 가지고 있다. (참고 : 인슐린 지수가 98%)

원래 유제품 속에는 이런 친염증성 아미노산과 갑상선 억제형 아미노산의 효과를 상쇄시키기 위해 높은 함량의 칼슘을 지니고 있다. 그런데 유청을 얻는 과정에서(즉, 치즈를 만들 때) 칼슘은 유청 쪽이 아니라 치즈 쪽으로 가기 때문에 이런 상쇄 효과를 기대할 수 없게 된다.

단백질에 대한 오해 #4 : 유제품을 섭취하면 살이 찐다.

이런 주장은 유제품을 반대하는 사람들이 흔히 하는 주장이다. 우유와 치즈 속에 지방 함량이 많기 때문에 이런 식품을 먹으면 살이 찌게 된다는 주장이다. 그러나 실제 연구 결과를 보면 규칙적으로 유제품을 먹는 사람들이 그렇지 않은 사람들에 비해 체지방률이 더 낮다는 보고가 있다. 이는 유제품 속의 높은 함량의 칼슘이 갑상선 기능을 조절하여 지방이 증가하는데 필요한 효소 작용을 억제시키기 때문이라고 추정된다. 게다가 유제품 속의 양질의 단백질과 포화지방 역시 체지방을 감소시키는데 기여하는 것으로 생각되고 있다.

갑상선 균형을 달성하기 위한 단백질 균형 전략

살코기 속에는 트립토판이란 아미노산이 많이 들어 있다. 트립토판은 어린 아이들에서는 성장을 자극하는 역할을 하지만 성인에서는 갑상선 기능을 억제시키는 작용을 한다.

많은 사람들이 내가 단백질을 먹으라고 하면서 살코기 같은 것은 먹지 말라고 말해 헷갈린다고 불평한다. 동물의 몸속에 있는 모든 단백질의 약 50%는 젤라틴으로 구성되어 있다. 그러므로 동물성 식품을 먹을 때 절반 정도의 젤라틴을 항상 먹고 있다고 말할 수 있다. 젤라틴 속에는 트립토판과 같은 친염증성 아미노산들이 하나도 들어 있지 않다.

전통적인 원시 사회에서 동물을 사냥하고 난 뒤에 내장, 뼈, 결합조직 부위가 가장 맛있는 부위로 인기를 얻었고 근육 부분인 살코기는 가장 질이 떨어지는 영양가 없는 부분으로 취급당했다. 우리나라에서도 내장, 뼈, 관절 등을 넣고 푹 삶아 사골 등을 만들어 먹었다. 이런 것은 항염증성 단백질은 물론 비타민, 미네랄, 미량미네랄, 호르몬 등이 풍부한 영양식이다. 이 사골 국물 속에 바로 젤라틴이 많이 들어 있는데 이 국물을 매일 섭취하면 글리신과 같은 항염증성 아미노산들을 충분히 섭취할 수 있어 몸 안에서 염증반응을 억제시켜 주는 것은 물론 만성 스트레스 반응들을 중단시켜 주고 갑상선 샘 조직과 간의 기능을 조절하여 세포 속으로 갑상선 호르몬을 효과적으로 전달해 주는 역할을 한다.

우리 몸이 필요로 하는 영양 성분들은 그 때나 지금이나 변함이 없는데 동물성 식품을 먹는 방식은 크게 변하여 요즘은 주로 살코기만을 먹고 젤라틴이 풍부한 사골은 별로 먹지 않고 있다. 갑상선을 치유하기 위해서는 적어도 하루 70~100g 정도의 단백질을 섭취하되 현재 주로 먹고 있는 살코기의 친염증 성질을 상쇄시키고 몸의 균형을 맞추기 위해 젤라틴과 같은 항염증성 단백질을 많이 섭취하도록 바꿔야 한다.

단백질을 잘못 먹으면 갑상선 기능도 저하된다.

근육 살코기를 많이 먹는 것은 갑상선 기능에 나쁜 영향을 미친다. 이것 말고도 갑상선 기능을 저하시키는 단백질들이 많이 있다. 다음 표에는 갑상선 기능을 저하시키는 단백질 공급원들이 예시되어 있다. 그러므로 이런 단백질은 가능한 적게 먹거나 안 먹는 것이 바람직하다.

갑상선에 나쁜 단백질	
공급원	예
단백질 가루	유청단백 가루, 대두단백, 쌀단백 가루, 완두콩단백 가루, 달걀단백 가루, 대마단백 가루
견과	아몬드, 캐슈, 호두 등
씨앗	해바라기씨, 호박씨, 참깨 등
Bean 콩류	검은콩, 가반조콩, 핀토콩, 네이비콩 등
곡물류	밀, 호밀, 보리 등
Legume 콩류	대두콩, 땅콩, 렌틸콩, 완두콩 등
기름진 생선	연어, 참치, 고등어, 정어리, 청어, 멸치
비반추동물 고기	닭고기, 돼지고기, 토끼고기
가공 육류	패스트푸드 고기, 포장된 고기, 소시지, 햄 등

가공 단백질과 화학첨가물

갑상선 기능을 억제시키는 유해한 화학첨가물을 함유하고 있는 모든 가공 단백질은 먹지 말아야 한다. 여기에 속하는 것으로는 각종 패스트푸드에 사용되는 가공 육류, 미리 포장된 육류와 소시지류, 베이컨, 델리 미트, 핫도그 등이 있다.

피해야 할 식품첨가물들			
아질산염과질산염	캐러기난 (carrageenan)	MSG(Monosodium Glutamate)	소성장호르몬 (rBGH)
유청	Sodium Phosphate	변형식품전분	BHA
Sodium Erythrobate	옥수수시럽	아나토(annatto) 색소	BHT

갑상선이 좋아하는 단백질

인류가 전통적으로 섭취해온 건강한 단백질 공급원들이 많이 있다.

우유

인간은 약 5만 년 전부터 우유를 먹어 왔다. 우유는 전통적으로 여러 문화권에서 주요 영양 공급원 역할을 해왔던 것이다. 우유는 소가 자기 새끼를 키우기 위해 만들어 내는 식품이라서 거의 완전 식품에 가깝다. 그래서 생명을 지탱하는데 필요한 영양소들을 적절한 비율로 함유하고 있다. 탄수화물, 지방, 단백질의 비율이 완벽하여 치유를 달성하는데 큰 도움을 준다.

우유의 가장 큰 장점 중 하나는 소화되기 쉬워서 다른 음식보다 더 많은 영양소들이 흡수된다는 점이다. 그리고 그 속에 들어있는 단백질 역시 아주 양질의 단백질에 해당된다. 또한 우유 속에는 뼈, 치아, 심장 등을 튼튼하게 만들어 주는데 필요한 칼슘과 인이 완벽한 비율로 들어 있고 각종 필수 비타민과 미네랄까지 들어 있다. 게다가 갑상선 기능을 지원하는 갑상선 호르몬을 포함하여 다른 호르몬들도 적절한 비율로 들어있다. 그래서 치매, 암, 충치, 고혈압, 심장병 등을 예방해 주는 작용을 한다고 알려져 있다. 이상은 양질의 우유가 갖고 있는 긍정적인 측면이다.

우유의 단점은 그것을 마실 때 나쁜 반응을 보이는 사람들이 있다는 사실이다. 만약 여러분이 이런 사람에 해당된다면 그것은 우유 때문이 아니란 점을 이해할 필요가 있다. 진짜 문제는 그런 문제를 일으킨 여러분의 위장관의 기능이 잘못되어 있는 것이 진짜 원인이라 할 수 있다. 그래서 만약 이런 사람의 위장관 기능을 바로잡아 줄 수만 있다면 다시 우유를 소화시킬 수 있게 된다. (참고 : 이밖에 우유에는 여러 문제점이 있다. 그러나 이는 본질적으로는 우유의 문제가 아니라 그것을 생산하고 처리하는 과정상의 문제이거나 또는 그것을 섭취하는 사람의 상태가 문제인 것이기 때문에 이런 문제들을 우유 자체의 문제로 착각하지 않길 바란다. 그러므로 갑상선 기능저하증 환자들 중에 위장관 기능이 나쁜 사람은 일단 우유를 멀리하고 다른 단백질 식품을 섭취하여 위장관 기능을 회복한 뒤에 다시 우유 섭취를 시도해 보아야 한다. 특히 하시모토 갑상선염 환자의 경우에는 면역질환의 성격을 가지고 있기 때문에 평생 우유를 피하는 것이 좋다고 생각한다.)

[공급원] 우유 공급원에는 여러 가지가 있다. 그리고 그 질도 매우 다양하다. 자신에게 가장 잘 맞는 우유를 찾는 것이 중요하다. 자기가 사는 지역에서 키운 소의 생우유를 먹는 것을 가장 추천한다. 그러기 위해서는 이런 생우유를 공급해 줄 수 있는 곳을 찾아 놓아야 한다. 그 다음으로 자신이 사는 지역에서 생산한 우유로 열처리(파스퇴르 처리)를 한 것을 들 수 있다. 이런 우유를 먹어도 문제가 안 되는 사람들은 마트에서 우유를 사서 먹어도 된다. 간혹 소가 어떤 식품을 먹느냐에 따라 우유의 질이 달라지고 그것을 마신 사람의 몸 반응이 달라지기도 한다.

치즈

치즈도 우유의 장점을 그대로 지니고 있는 양질의 단백질 공급원이다. 치즈에는 당분이 적고 지방과 단백질 비율이 높다. 그래서 대영양소 균형을 맞추기 위해서는 **이것을 과일과 함께 먹으면 혈당 레벨을 안정화시킬 수 있다.**

치즈 역시 오늘날 식품 민감성 반응을 일으킬 수 있는 잠재력을 지니고 있는 식품이다. 그러나 그것은 치즈 그 자체 때문에 그런 것이 아니다. 상업적으로 치즈를 만드는 과정에서 사용되는 세균, 효소, 화학첨가물들이 진짜 원인이다. 그러므로 치즈에 민감한 반응을 보이는 사람은 이런 첨가물이 없는 치즈를 구해 먹도록 해야 한다.

[공급원] 특히 파마산 치즈가 제일 좋다. 또한 가정에서 직접 만드는 리코타 치즈도 좋다. 이런 경우에는 치즈 공정 중에 나쁜 물질들을 사용하지 않기 때문에 자신과 가족들이 안심하고 먹을 수 있는 치즈를 만들게 된다. 치즈를 만드는 공정은 매우 쉬워 누구나 집에서 이를 만들 수 있으므로 직접 만들어 먹길 적극 권장한다. 단, 치즈를 만들 때 그 원료가 좋아야 한다. 나는 생우유를 권장한다. 또한 염소젖이나 양젖으로 만든 치즈 역시 좋다. 이런 치즈는 전통적으로 각 문화권에서 건강식품으로 알려져 온 것들이다. 그 밖에 안전한 치즈로는 코티지 치즈, 파머즈 치즈, 경치즈, 프로볼론(provolone), 페타(feta) 치즈, 하바티(Havarti) 치즈, 모짜렐라 등이 있다.

젤라틴

젤라틴은 아주 양질의 단백질로 구성된 또 다른 건강한 전통식품 중 하나다. 이것은 동물성 식품 중 결합조직으로부터 나오는 것으로 글리신, 아닐린, 프롤린, 하이드록시프롤린 같은 항염증성 아미노산들이 적절하게 들어 있다. 그러나 오늘날에는 자극성 있는 식품에 밀려 현대인들이 매우 부족하게 먹는 음식 중 하나가 되어 버렸다.

이런 항염증성 단백질은 갑상선 기능을 지원하는 작용을 도와준다. 여기에는 트립토판이란 아미노산이 들어 있지 않다. 트립토판은 갑상선 기능을 억제시키는 작용을 한다. 살코기 육류를 먹어서 오는 염증 반응을 진정시키기 위해서는 적어도 하루에 5~10g의 젤라틴을 섭취해야 한다.

전통적으로 젤라틴은 동물의 **뼈**와 관절 등 결합조직을 끓여서 그 속에서 단백질과 영양분을 꺼내서 만들었다. 이를 **뼈국물**(bone broth)또는 **사골**이라고 하는데 이것을 마시거나 또는 기본 육수로 하여 다른 국이나 찌개를 만들어 먹곤 하였다. 그러나 오늘날에는 이를 가루로 만든 젤라틴 파우더가 시판되고 있다. 그래서 이를 이용하여 다른 식품을 만드는데 보이지 않게 사용되고 있다. 다음은 젤라틴을 첨가하여 만들 수 있는 음식들이다.

스무디, 수프(국), 양념장(소스), 육즙(gravies), 커스타드(custards), 무스(mousses), 아이스크림, 파이, 치즈케이크, 과일 주스

젤라틴은 다양한 분야에서 유익한 보호 효과 및 치유 작용을 발휘한다. 그래서 수천 년 동안 환자들을 치료하기 위한 목적으로 널리 이용되어 왔다. 대표적인 젤라틴의 이용 목적을 살펴보면 다음과 같다.

- 근육이형성증의 치료
- 관절염 같은 염증 질환의 치료
- 당뇨 치료
- 불면증과 악몽 스트레스의 치료
- 출혈성 궤양, 코피, 월경으로 인한 하혈, 출혈성 치핵 등의 치료

[공급원] 가장 좋고 가장 영양가 높은 젤라틴의 공급원은 각 가정에서 만드는 뼈국물이다. 이것을 만들 때 시판 중인 젤라틴 가루를 사용할 수도 있다. 시판 중인 젤라틴 가루에는 두 가지 종류가 있다. 뜨거운 용액에만 녹고 찬 물에서는 굳는 비가수분해형(Non-hydrolyzed) 젤라틴과 온도에 상관없이 물에 녹는 가수분해형(Hydrolyzed) 젤라틴이 그것이다. 가수분해형은 더 많이 가공한 것으로 냉장고 속에 넣어도 굳지 않는다.

달걀

달걀도 아주 좋은 단백질 공급원이다. 나는 이미 다른 책에서 콜레스테롤과 동물성 포화지방에 대한 잘못된 편견을 지적한바 있다. 그러므로 콜레스테롤 때문에 달걀 특히 노른자를 피하는 것은 잘못된 일이라고 말했다. 심혈관질환 때문에 식이 콜레스테롤을 제한해야 한다는 주장 역시 그 어떤 과학적 근거도 없는 잘못된 주장임이 이미 밝혀졌다. 내 생각으로는 오히려 나이를 먹을수록 식이 콜레스테롤을 충분히 섭취하는 것이 좋다고 생각한다. 만약 식사로 섭취하지 않는다면 몸이 알아서 필요한 양만큼을 스스

로 만들어 낸다. 보통 간에서 하루 2,000mg 정도까지 만들 수 있는 능력을 가지고 있다.

달걀의 가장 큰 장점 중 하나는 영양가가 매우 높다는 것이다. 그 영양가는 주로 노른자에 집중되어 있다. 따라서 콜레스테롤 때문에 달걀 흰자위만 먹는 일은 매우 어리석은 일임을 다시 한 번 강조한다.

[공급원] 달걀에도 품질의 차이가 있다. 가장 좋은 달걀은 방목하여 키우는 토종닭의 달걀을 구해서 먹는 것이다. 이런 닭들은 마음대로 돌아다니면서 각종 영양가 있는 음식을 섭취하기 때문에 그 달걀도 역시 영양가가 풍부할 수밖에 없다. 이런 달걀의 노른자 색깔은 진해서 주황색을 띠고 있다. 문제는 오늘날 공장식 양계장에서 키운 닭들이다. 이런 닭이 만들어내는 달걀은 그 품질이 떨어지기 때문에 차라리 안 먹느니만 못한 경우도 있다.

갑각류

갑각류는 갑상선에 정말 좋은 단백질 공급원이다. 갑상선 샘 조직이 최적으로 기능할 수 있는데 필요한 주요 영양소들을 다 가지고 있다. 우선 높은 레벨의 셀레늄을 가지고 있다. 셀레늄은 간에서 비활성형인 T4를 활성형 T3로 전환시키는데 당분과 함께 필요한 물질이다. 또한 갑각류 속에는 갑상선 호르몬을 생산하는데 필요한 요오드가 균형 있게 들어 있다. 그리고 그 자체가 갑상선 호르몬의 공급원이기도 하며 유익한 미량 미네랄들도 고루 가지고 있다.

[공급원] 가장 좋은 갑각류는 항상 자연산으로 잡힌 것들이다. 그래야만 그들이 천연적인 식사를 통해 충분한 영양성분들을 가지고 있을 것이기 때문이다. 양식장에서 키운 갑각류는 이런 점에서 피해야 한다. 새우, 굴, 조개, 게 등이 이런 갑각류에 속하는 식품들이다.

감자

감자 속에는 양질의 단백질이 들어 있고 그 양도 우유와 비슷할 정도다. 그래서 저탄수화물 식단을 하는 사람이라도 감자를 빼면 안 된다고 생각한다.

감자는 전분 함량 측면에서도 균형이 잘 잡혀있는 식품이다. 그러나 감자를 먹을 때에는 전분 흡수가 천천히 진행되도록 하고 혈당 수치를 안정되게 유지하게 하기 위해 **반드시 버터와 같은 포화지방과 같이 먹을 것을 권하고 있다.**

[공급원] 어린 감자는 전분이 적기 때문에 가장 좋다.

주요 단백질 공급원		
	공급원	예
일차공급원	우유	지역에서 생산된 생우유, 전우유, 유기농 호르몬(rBGH) 프리, 비유기농 호르몬(rBGH) 프리
	치즈	코티지, 리코타, 파머스, 하드 치즈, 프로볼론, 페타, 하바티, 모짜렐라
	젤라틴	뼈국물, 젤라틴 가루(가수분해형, 비가수분해형)
	달걀	지역에서 키운 토종닭의 알

	공급원	예
이차공급원	갑각류	새우, 굴, 조개, 게
	붉은고기	목초를 먹여 키운 유기농 가축의 고기
	가금류	방목하여 키운 것들
	감자	어린 감자, 하얀 것
	기름이적은생선	대구, 볼락, 광어, 서대기, 물퉁돔

단백질에 대한 추가 고려 사항들

얼마나 많은 단백질을 섭취해야 하는가?

세포의 구조를 유지하고 갑상선 호르몬을 생산하도록 적절하게 자극하기 위해 그리고 간(liver)이 갑상선 호르몬을 적절하게 전환시킬 수 있도록 독소와 호르몬들을 해독시키는 것을 도와주기 위해서는 양질의 단백질을 충분히 보충해 주는 것이 필요하다.

이 양은 사람마다 다를 수 있다. 그러나 일반적으로 평균적인 사람에게 약 70~100g 정도의 양질의 단백질을 하루 동안 섭취하도록 하면 갑상선 기능저하증을 예방하는데 충분하다고 말할 수 있다. 그러나 질이 나쁜 단백질인 경우에는 아무리 그 양이 많아도 양질의 단백질을 따라올 수 없다. 그러므로 양도 중요하지만 질이 더 중요하다는 점을 명심하길 바란다.

적절한 갑상선 보충제나 약물을 섭취하고 있는데도 증상의 호전이 없으면 단백질 부족을 생각해보아야 한다.

특히 단백질의 소화, 흡수과정에 문제가 없나 살펴보아야 한다.

단백질 요구량은 나이에 따라 달라진다.

신생아는 모유를 먹으면서 큰다. 그것은 아직 위장관이 음식을 소화시킬 만큼 발달되어 있지 않기 때문이다. 그러므로 모유 속에는 신생아가 성장하는데 필요한 영양분은 물론이고 신생아가 외부 세계로부터 보호받을 수 있도록 각종 면역 능력을 제공하는 물질들까지 함유하고 있다.

아이들은 성장할 때 근육과 장기가 커져야 하기 때문에 많은 단백질을 필요로 한다. 특히 철분과 트립토판이 많은 살코기와 내장 고기 등이 필요하다. 또한 달걀, 우유, 젤라틴 같은 것도 충분히 섭취하여 성장에 필요한 단백질들을 공급해 주어야 한다.

그러나 일단 성장이 멈추게 되면 살코기의 요구량은 급격하게 감소한다. 이런 시기에는 단백질 섭취량을 유지하는 차원에서 바라보아야 한다. 주로 젤라틴, 우유, 달걀, 갑각류와 같은 항염증성 단백질을 섭취하여 호르몬과 대사 기능을 유지시키는데 초점을 맞추어야 한다. 물론 살코기와 일부 내장 고기가 도움을 줄 수 있지만 철분 과다를 막기 위해서는 그런 것들을 일주일에 1회 이상은 먹지 않도록 해야 한다.

단백질에 대한 실천 사항

1. **뼈국물/젤라틴을 매일 식단에 포함시키는 것부터 시작하라.**
   뼈국물을 만드는 법을 배우고 필요하면 젤라틴을 구입하는 곳을 알아놓는다. 그리고 매일 뼈국물을 1컵 이상 또는 젤라틴을 2~3 숟갈 풀어서 마신다.

2. **유제품을 매일 식단에 포함시킨다.**
   오랫동안 유제품을 먹지 않았던 사람은 본격적으로 우유를 마시기 전에 2~3주 동안 하루 2~3 차숟갈 또는 1/4컵 분량의 우유를 마시는 연습을 한다. 그런데도 여전히 우유를 마시는데 불편함을 느낀다면 위에 언급한 '내게 맞는 유제품 공급원을 찾는 법'을 다시 읽어 보길 바란다.

3. **아침에 달걀을 먹고 항상 탄수화물로 단백질과의 균형을 맞춘다.**
   마트에서 산 달걀인 경우 하루 2개 정도만 먹는다. 그리고 달걀 속의 단백질과 지방질을 과일이나 과일 주스로 적절하게 균형을 맞춰준다.

4. **모든 단백질 파우더를 젤라틴으로 대체시킨다.**
   젤라틴은 내가 갑상선 환자들에게 권하는 유일한 단백질 파우더다.

5. **양질의 단백질 식품을 섭취하고 불량 단백질 공급원을 멀리하라.**
   육류 살코기를 많이 먹는 사람은 그것을 줄이고 유제품, 달걀, 젤라틴, 갑각류 같은 단백질 공급원으로 바꿔야 한다. 필요하다면 간식을 먹을 때도 단백질 식품을 추가하라. 양질의 단백질 공급원을 찾는데 주력하라. 양질의 단백질을 하루에 적어도 70~100g 정도 섭취하라.

제9장 똑똑한 식이지방과 그들이 갑상선에 미치는 영향

지방에 대한 잘못된 오해

역시 먼저 여러분들이 지방에 대해 잘못 알고 있는 사실들부터 지적해 보고자 한다.

지방에 대한 잘못된 오해 #1 : 포화지방은 건강에 나쁘다.

이런 잘못된 오해가 생긴 계기는 1950년대 엔셀 키스 박사가 주도한 이른바 '7개국 연구'라는 것이 발표된 이후로 식이 포화지방을 많이 섭취하면 심혈관질환에 걸릴 위험이 높아진다는 발표를 한 뒤부터 이런 오해가 생기게 되었다.

그 뒤부터 사람들은 버터, 코코넛유, 육류 고기 같은 식품들을 포화지방이 많다는 이유로 멀리하고 콩기름, 옥수수 기름, 해바라기씨 기름, 홍화씨 기름, 카놀라유 같이 값이 싼 식용유를 많이 먹게 되었다. 그러나 아이러니하게도 이런 식용유 속에는 갑상선 기능을 저하시키는 **다중불포화지방산**이 많이 들어 있다. 식용유 회사들은 엔셀 키스 박사의 잘못된 발표를 기회로 자신들의 식용유 사업을 키울 목적으로 식용유를 건강한 기름으로 홍보하는 전략을 채택하였다. 그러나 무려 반세기 동안의 임상 실험을 통해 1990년대 말에 드디어 앤셀 키스의 연구 결과가 잘못된 것임이 밝혀지게 되었다. 그 동안 많은 사람들이 포화지방을 경원시하고 식물성 식용유를 건강한 지방으로 받아들인 결과 오히려 심장병 환자들과 비만 환자들이 더 늘어나는 결과를 가져온 것이다. 그렇지만 이런 진실이 밝혀진 지금에도 우리의 주변 현실은 달라진 것이 없다. 왜 그럴까? 그것은 바로 식용유를 사용한 각종 가공 식품들과 패스트 푸드들이 비즈니스 영역을 넓혀 우리의 먹거리 패턴을 바꿔 놓았기 때문이다. 그래서 이런 식용유를 사용하지 않고서는 현대 표준 식단을 만들 수 없는 상황에 이르게 된 것이다.

역사적으로 1940년대 이전에는 주로 버터와 라드가 주된 요리 지방이었다. 그러나 그 이후에는 쇼트닝과 식용유가 크게 증가하여 요리할 때 이런 기름들을 주로 사용하고 있다. 그래서 이 점이 심장병의 꾸준한 증가와 연관된다는 점을 확실하게 깨닫고 2004년 세계보건기구에서도 다중불포화지방산이 심혈관질환의 증가와 밀접한 관련이 있다는 결과를 발표하기에 이르렀다. (참고 : 이 주제에 관한 좀더 자세한 내용은 본인의 또 다른 저서인 "콜레스테롤과 포화지방에 대한 오해풀기"란 책에 나와 있다.)

지방에 대한 잘못된 오해 #2 : 다중불포화지방산은 건강에 좋다.

사실 다중불포화지방산이 인기를 얻은 곳은 먼저 축산 분야에서였다. 축산업자들이 가축들을 빨리 성장시키고 살찌우게 만들기 위해 가격이 낮은 다중불포화지방산을 사용한 것이다. 처음에 가

축에게 값이 싼 포화지방인 코코넛 기름을 먹였으나 체중이 도리어 빠지는 바람에 큰 손해를 입게 되었다. 그래서 축산업자들은 다중불포화지방산으로 교체하고 나서 체중이 빨리 늘어나는 것을 보고 이를 사용한 것이다. 그 대신 이 경우의 유일한 단점은 가축들이 너무 허약하고 병이 많아 도축도 하기 전에 죽는 일이 많이 발생하는 것이었다. 그래서 많은 사람들이 기억하고 있는 광우병 파동도 사실은 이런 다중불포화지방산이 관여하여 일으킨 신경학적 손상의 결과라고 할 수 있다.

아주 흥미롭게도 과학자들은 이미 광우병과 알츠하이머병 사이의 연관성을 이미 밝혀놓았다. 이들은 모두가 다중불포화지방산이 일으키는 신경학적 손상이라는 점에서 공통점을 가지고 있다. 이런 맥락에서 보면 요즘 사람들 사이에서 알츠하이머병이 왜 증가하고 있는지 이해할 만하다.

축산업자들은 가축들을 도축할 때까지 살을 많이 찌우고 병으로 죽지 않게 하기 위해 항생제와 비타민 E를 보충해 가면서 그들에게 식물성 기름을 계속 먹이고 있다. 이것이 축산업자들에게는 이익이 됐을지 모르지만 우리 사람에게는 큰 재앙거리가 되고 있는 셈이다.

지방에 대한 잘못된 오해 #3 : 다중불포화지방산이 콜레스테롤 레벨을 낮춰준다.

이 말은 과학적으로 근거가 있는 말이지만 불행하게도 좋은 방향으로 일어나는 현상이 아니기 때문에 이를 너무 과장되게 홍보해서는 안 된다. 다중불포화지방의 섭취가 대부분의 사람들에서 콜레스테롤 레벨을 약간 낮춰주는 것은 맞다. 그러나 그것은 **간이 혈류 속으로 콜레스테롤을 방출하지 않고 이 건강하지 못한 지방으로부터 자신을 보호하기 위해 콜레스테롤을 간 속에 유보시키기 때문에 생기는 일이다.**

콜레스테롤은 우리 몸이 자연적으로 방어적인 작용을 하는 여러 우호적인 호르몬들을 생산하는 데 있어 없어서는 안 될 중요한 성분이다. 각종 연구에서도 다중불포화지방산(여기에는 생선유도 포함됨)을 콜레스테롤 레벨을 낮추는 데 사용하고 있지만 그 대신에 사망률이 증가하는 것으로 나와 있다. 특히 암으로 사망하는 위험성이 증가하는 것으로 결과가 나와 있다.

지방에 대한 잘못된 오해 #4 : 다중불포화지방산은 필수 지방산이다.
다중불포화지방산이 최근에 그 부정적인 약점으로 인기가 떨어지게 되자 이를 건강한 식사에 있어서 없어서는 안 될 중요한 성분으로 홍보하는 캠페인을 벌이고 있다. 그러나 그 주장을 자세히 살펴보면 그런 주장이 잘못된 것임을 알 수 있다. **우리 몸은 필요에 따라 모든 종류의 불포화지방산을 만들 수 있다.** 이런 사실을 빼놓고 다중불포화지방산이 필수지방산이라고 강조하는 것은 잘못된 주장이다.

동물들이 그것이 없는데도 생존할 수 있고 성장할 수 있다면 어찌 그것이 필수 영양소가 될 수 있겠는가? 많은 동물 연구에서 동물들이 다중 불포화지방산 없이도 잘 성장하고 발육하는 것으로 밝혀졌다. 그런데도 다중불포화지방산을 필수지방산이라고 주장한다면 어불성설이 아닐 수 없다. 게다가 동물들이 다중불포화지방산이 들어 있는 식사를 하면서부터 암과 각종 만성 질환들이 더 많이 증가하기 시작했다.

실제로 이런 연구를 보면 암 발생과 각종 퇴행성 질환의 발생률이 다중불포화지방산을 하루 한 숟갈(약4g) 정도 밖에 안 먹는데도 상당히 증가하는 것으로 나타나고 있다. 그런데도 오늘날의 보통 현대인들이 다중불포화지방산을 건강에 좋은 필수 지방산인줄 알고 이보다 더 많은 양을 먹고 있으니 정말 안타까운 일이 아닐 수 없다.

지방에 대한 잘못된 오해 #5 : 저지방 식사가 체중 감량에 효과적이다.

저지방 식단이 체중 감량에 효과적이라고 홍보된 시절이 있었다. 그러나 수십 년간의 임상 실험을 통해서 이 주장이 허무 맹랑한 것임이 들어 났고 오히려 체중 증가를 가져온다는 사실이 밝혀졌다.

원래 저지방 식단은 지방이 탄수화물이나 단백질보다 더 많은 칼로리를 가지고 있기 때문에 이를 줄이면 칼로리 섭취를 줄일 수 있어서 체중감량을 가져올 것이란 단순한 논리에서 시작한 것이다. 그러나 이런 논리의 전개 과정 중에는 간과한 대목이 있었다.

식사 속 지방은 위장관에서 탄수화물을 섭취하는 속도를 늦춰주는 효과를 가지고 있다. 그래서 혈당 레벨을 안정화 시켜주는데 중요한 작용을 한다. 따라서 지방 없이 탄수화물을 섭취하면 혈당이 아주 빠르게 증가하게 된다. 혈당이 빠르게 증가하면 몸에서 인슐린 분비가 급격하게 증가하여 다시 혈당을 정상 범위로 낮추려는 작용이 일어난다. 이런 인슐린의 급격한 분비가 혈당을 급격하게 저하시키는 일을 하게 되고 그 결과 갑자기 혈당이 너무 떨어질 수 있게 된다. 그러면 몸은 다시 혈당을 정상으로 끌어올리기 위해 더 많은 당분을 섭취하려고 하게 된다. 그 결과 식욕이 증가하고 과식을 하게 되는 것이다.

그러므로 이상과 같은 악순환의 고리를 끊기 위해서는 탄수화물을 먹을 때 지방과 함께 먹는 것이 필요하다. 지방을 빼고 탄수화물만 먹는 저지방 식단은 도리어 더 많은 탄수화물을 섭취하게 만드는 기회를 제공할 뿐 아니라 체중 증가로 이어져 결국에는 갑상선 기능과 대사율도 떨어지게 되는 코스를 밟게 된다. 설상가상으로 혈당의 급격한 저하로 생기는 스트레스 호르몬의 증가는 잉여 칼로리가 복부에 축적되게 만드는 요인으로 작용한다. 그래서 오히려 체중이 늘어나는 결과를 만들게 되는 것이다.

갑상선이 다중불포화지방산을 싫어하는 이유

다중불포화지방산이 갑상선 기능에 미치는 영향에 대해 알아보자.

한마디로 다중불포화지방산은 다른 어느 식품보다도 갑상선 기능에 가장 큰 손상을 준다고 말할 수 있다. 그 효과를 직접적인 효과와 간접적인 이차 효과로 나눠서 살펴보자.

다중불포화지방산이 갑상선에 미치는 직접적인 효과

다중 불포화지방산은 다음과 같은 3가지 경로에서 갑상선 호르몬이 작용하는 것을 차단한다.

1. 다중불포화지방산은 갑상선 샘 조직이 갑상선 호르몬을 분비하라는 신호를 차단시킨다. 그래서 처음부터 갑상선 샘 조직이 충분한 양의 갑상선 호르몬을 분비하지 못해 세포가 에너지를 만들어 내는 것을 지원할 수 없게 만든다.
2. 다중불포화지방산은 갑상선 호르몬이 혈류를 타고 세포까지 운반되는 것을 차단한다. 이것은 다중불포화지방산이 혈류 속에서 주요 호르몬들과 결합하는 결합단백질(binding protein)들과 결합하기 때문에 그 이동을 방해하여 생기는 일이다.
3. 다중불포화지방산은 세포 레벨에서 세포막이 갑상선 호르몬에 반응하여 작용하는 것을 차단시킨다. 그러므로 세포는 같은 양의 에너지 생산과 대사율을 유지하기 위해 더 많은 양의 갑상선 호르몬을 필요로 할 수 밖에 없다.

이런 식으로 3가지 레벨에서 모든 영향을 받기 때문에 다중불포화지방산의 부정적인 효과가 기하급수적으로 누적되어 증가하게 된다. 그 결과 세포가 건강하게 갑상선 호르몬에 반응하여 에너지를 생산하는 일에 참여할 수 없게 된다.

다중불포화지방산이 갑상선에 미치는 이차적 효과

다중 불포화지방산은 갑상선 샘 조직과 그 대사 작용에 부정적인 영향을 미치는 다른 호르몬들의 불균형을 만들어 내거나 이를 영구적으로 지속화시키는데 기여한다. 이런 호르몬들이 갑상선 기능저하증에 미치는 효과에 대해서는 나중에 호르몬 불균형을 다루는 제12장 양생 갑상선 기능회복 프로그램 중 호르몬 보충 플랜에서 좀 더 자세히 다루기로 한다. 여기서는 그 요점만 정리하여 보자.

1. 다중불포화지방산은 갑상선 기능을 억제시키는 에스트로젠의 생산을 증가시킨다.

   다중불포화지방산은 에스트로젠의 생산을 증가시킬 뿐 아니라 동시에 에스트로젠으로 하여금 지방 세포들로부터 더 많은 다중불포화지방산들을 방출되게 만드는 작용을 한다. 이 결과 다중불포화지방산과 에스트로젠이 함께 서로를 자극하는 포지티브 피드백 회로가 만들어지게 되고 이 두 가지가 함께 갑상선을 억제시키는 부정적인 효과를 발휘하게 만든다.

2. 다중불포화지방산은 갑상선 기능을 억제시키는 스트레스 호르몬의 생산을 증가시킨다.

   다중불포화지방산은 세포의 에너지 생산 능력을 방해하는 작용을 한다. 그래서 몸 안에서 스트레스 호르몬이 더 많이 생성되게 만드는 작용을 한다. 이와 동시에 스트레스 호르몬은 지방 세포로부터 다중불포화지방산이 더 많이 방출되게 만든다. 그러므로 역시 다중불포화지방산과 스트레스 호르몬 두 가지가 서로를 함께 자극하는 포지티브 피드백 회로를 만들고 이 두 가지가 발휘하는 갑상선에 대한 부정적인 효과들이 중복 작용하여 갑상선의 기능을 더욱 저하시키게 된다.

다중불포화지방산이 건강에 미치는 다른 효과

다중불포화지방산의 부정적인 효과는 갑상선 기능에만 그치는 것이 아니다. 면역 시스템은 물론 많은 자유기를 발생시켜 자유기에 의한 손상을 유도하는 등 건강 전반에 걸쳐 나쁜 영향을 미친다.

다중불포화지방산은 백혈구 세포들을 죽이고 자연 살상세포(NK 세포) 같은 주요 면역 기능 세포들의 기능을 차단시키는 작용을 한다. 이렇게 주요 면역 세포들이 제 기능을 못하게 되면 암 발생과 바이러스에 의한 감염 등이 확대될 수 있다.

또한 다중불포화지방산은 매우 불안정하기 때문에 몸속에서 아주 쉽게 산화된다. 그래서 몸속에서 일련의 자유기 손상 작용을 일으켜 심혈관질환, 알츠하이머병, 파킨슨 병, 정신분열증(조현병), 양극성 장애 등 여러 수많은 질병을 발생시키는데 기여한다.

다음 증상들과 질환들은 모두 다중불포화지방산과 관련되어 나올 수 있는 것들이다.

다중 불포화지방산과 관련된 흔한 증상 또는 질환들			
갑상선기능저하증	당뇨	암	심장병
비만	알츠하이머병	간경화	자가면역질환
호르몬불균형	조숙증	근육소실	성선샘의 위축/퇴행
조기노화	피부색소침착	흥분성상태	부종
불면증	학습장애	염증	망막퇴행
뇌부종	백내장	셀룰라이트	

다중불포화지방산의 공급원

오늘날 거의 모든 음식 속에 다중불포화지방산이 들어 있다는 사실을 알아야 한다. 그러므로 이를 완전히 피하는 것은 불가능하다. 그러나 이것을 가능한 최소한으로 적게 섭취하려는 노력을 할 수는 있다.

예를 들어 포화지방으로 간주되는 코코넛유 속에도 99%가 포화지방이지만 1%는 불포화지방산으로 되어 있다. 이에 반해 각종 식물의 씨앗이나 견과로 만든 액상 식용유 속에는 불포화지방산이 거의 대부분이고 포화지방산은 상대적으로 소량만 들어 있다.

식품 중 다중불포화지방산 공급원	
식물, 견과, 씨앗 기름들	대두콩 기름, 옥수수 기름, 황화씨 기름, 카놀라유, 참기름, 해바라기씨 기름, 아마씨 기름, 땅콩 기름, 목화씨 기름 아몬드 기름, 기타 다중 또는 단일 불포화지방산(올리브유는 제외)
곡물류	밀, 호밀, 보리, 귀리, 옥수수
견과류	아몬드, 피칸, 호두, 캐슈
씨앗류	해바라기씨, 참깨씨, 아마씨

콩류	대두콩, 땅콩, 완두콩, 병아리콩, 렌틸콩 기타 콩류
비반추동물식품	닭고기, 돼지고기, 토끼고기
기름진 생선	연어, 송어, 고등어, 정어리, 청어, 멸치

갑상선이 포화지방산을 좋아하는 이유

지난 60여 년간 포화지방에 대한 많은 오해가 있어 왔다. 그러나 결론은 포화지방이 우리 몸의 건강에 있어 없어서는 안 될 매우 소중한 영양 성분이라는 것이다. 특히 최근에 포화지방이 갑상선 기능을 비롯하여 몸의 여러 기능에 아주 중요한 역할을 한다는 사실이 밝혀져 그 가치를 높이고 있다.

우선 식사 속에 포함된 포화지방은 다중불포화지방산이 갑상선에 미치는 부정적인 효과를 상쇄시키는 작용을 한다. 다시 말해 포화지방이 다중 불포화지방산의 나쁜 효과를 막아주고 갑상선 기능을 보호해 주는 작용을 한다는 것이다.

또한 포화지방은 식사 속의 탄수화물이나 당분에 반응하여 **인슐린이 분비되는 것을 조절시켜 줌으로써** 혈당 레벨을 적절하게 관리하는 능력을 향상시켜 준다. 이 점은 갑상선 기능저하증이 종종 갑상선 자체로 인해 발생되지 않고 간이 비활성형 T4를 활성형 T3로 전환시켜 주는 작업을 제대로 하지 못하기 때문에 생길 수 있다는 점에서 중요한 의미를 갖는다. 왜냐하면 간은 갑상선 호르몬 T4의 약 2/3 가량을 활성형 T3로 전환시켜 세포에 공급하는 역할을 맡고 있기 때문이다. 이 작업을 수행하기 위해 간은 당분을 필요로 한다. 그러나 갑상선 기능저하증일 경우에 간이 필요한 당분

(글리코겐)을 적절하게 저장하지 못하기 때문에 혈당 레벨을 조절하는데 도움을 줄 수 없다. 그러므로 이런 **간의 기능을 지원하기 위해서라도 포화지방이 작용하여 혈당 조절 기전을 적절하게 회복시켜 주면 갑상선 기능 회복에 많은 도움을 줄 수 있다.**

갑상선에 가장 좋은 지방 식품들

갑상선 기능을 지원하기 위해 가장 흔히 권장되는 두 가지 지방 식품이 있다. 하나는 버터이고 다른 하나는 코코넛 기름이다. 이들은 심혈관질환, 암, 퇴행성관절염 등과 같은 질환들이 크게 유행하기 전인 100여 년 전 이전부터 전통적으로 음식을 조리하는데 널리 사용되어온 지방 식품들이다.

버터

버터는 우유 속의 지방 성분으로 오래 전부터 사용해온 건강한 지방이다. 그 속에 포화지방과 갑상선을 보호하는 성분들이 많이 들어 있고 기타 건강에도 유익한 주요 영양 성분들이 고루 함유되어 있다. 가장 눈에 띄는 것은 스트레스에 대항하며 갑상선을 보호해 주는 작용을 하는 호르몬을 생산하는데 필요한 비타민 A와 D를 많이 가지고 있다는 점이다. 또한 뼈 질환, 심혈관질환, 암, 기타 면역 질환을 예방하는데 중요한 칼슘의 대사 및 레벨을 적절히 조절하는 데도 도움을 준다.

[공급원] 가장 좋은 것은 지역 낙농업자가 만든 목초를 먹여 키운 소의 생 우유로 만든 버터이다. 그 다음은 식품점에서 파는 유

기능 버터이다.

코코넛 오일

코코넛 오일 속에는 단사슬과 중사슬 포화지방산이 들어 있다. 이들이 몸속에서 직접 에너지 연료로 전환되기 때문에 체중 감량에 도움을 준다. 또한 항산화, 항히스타민, 항균, 항진균 작용은 물론 면역력을 지원하고 증진시켜 주며, 암과 싸우는 등 건강 향상에 도움을 주는 작용을 한다.

그러나 무엇보다도 중요한 코코넛 오일의 작용은 갑상선 기능을 지원하고 대사율을 높여주는 일을 하는 것이다.

[공급원] 가장 좋은 것은 정제한 유기농 코코넛 오일이다. 여기서 정제 과정이 중요한 이유가 소화 장애를 일으킬 수 있는 코코넛 부유물들을 제거하여 오직 기름만을 얻기 위함이다. 이것을 구할 수 없을 때에는 위장관 증세만 없다면 익스트라버진 코코넛 오일을 구해 섭취해도 괜찮다.

올리브 오일

올리브 오일은 불포화지방산이지만 갑상선 기능저하증 환자가 먹을 수 있는 기름이다. 물론 그 속에 약 10% 정도의 다중불포화지방산이 들어 있지만 이것에는 다중 불포화지방산의 해로운 작용을 막아줄 여러 항산화제들이 함께 들어 있기 때문에 문제를 일으키지 않고 사용할 수 있다. 그러나 하루에 2~3 차숟갈 이상의 분량을 먹지 않도록 주의해야 한다. **그렇지 않으면 장기적으로 다중불포화지방산의 함량이 계속 증가하는데 기여하게 된다.**

[공급원] 가장 좋은 것은 익스트라버진 올리브 오일이다.

반추동물의 육류 및 지방

육류 제품으로부터도 포화지방을 얻을 수 있다. 육류의 종류에 따라 포화지방의 함량은 달라진다. 그러나 만약 동물이 다중불포화지방산을 많이 먹고 자란 것이라면 그들의 육류 속에도 다중불포화지방산이 많이 들어 있을 것이다. 그러므로 이런 육류는 피하는 것이 좋다. 다행히 반추동물들은 대부분의 다중불포화지방산을 포화지방산으로 전환시킬 수 있는 능력을 가지고 있다. 그러므로 비반추동물의 육류 고기 속에는 다중불포화지방산이 높게 들어 있어 해가 되지만 반추동물의 육류 고기는 섭취해도 일반적으로 안전하다고 볼 수 있다.

[공급원] 소, 염소, 양, 사슴, 들소

갑상선 기능저하증에 권장되는 지방질 식품	
일차공급원	목초를 먹인 유기농 생 버터 정제 유기농 코코넛 오일
이차공급원 (제한적으로 섭취해야 함.)	익스트라 버진 올리브 오일 소, 염소, 양, 사슴, 들소 등의 육류 고기/지방

지방질에 대한 추가 고려사항들

콜레스테롤

갑상선 기능이 저하되면 그만큼 콜레스테롤 레벨이 증가한다. 반면 T3 갑상선 호르몬을 보충해주면 콜레스테롤 레벨이 정상 범위까지 내려가게 된다. 이 사실은 오래전부터 잘 알려진 내용이다. 이렇게 되는 이유는 콜레스테롤 생산을 억제시켜서 그렇게 되는 것이 아니다. 콜레스테롤은 갑상선 호르몬 T3, 비타민 A와 더불어 우리 몸의 여러 자연적인 보호 작용을 하는 호르몬(프레그네놀론, 프로제스테론, DHEA, 테스토스테론)들을 만드는데 필수적인 3대 성분들이다. 그런데 만약 갑상선 기능저하증으로 갑상선 호르몬 T3가 부족하게 되면 이런 우호적인 스테로이드 호르몬들을 만들어 내지 못하기 때문에 원료격인 콜레스테롤이 사용되지 못해서 그 레벨이 증가하게 되는 것이다.

한편 콜레스테롤을 심혈관질환의 주범으로 몰아 이를 낮추려는 약물(스타틴)을 사용하는 진료 관행이 잘못된 것임을 본인은 다른 저서인 "콜레스테롤과 포화지방에 대한 오해풀기"란 책에서 확실하게 지적한 바 있다. 그 책에서 혈관벽에 손상을 입히는 것은 콜레스테롤이 아니라 산화된 콜레스테롤이며 이런 콜레스테롤의 산화가 일어나게 된 이유는 바로 다중불포화지방산과 설탕(당화노폐물) 그리고 스트레스 때문이란 점을 강조한 바 있다. 그래서 심혈관질환을 일으키는 주범으로 콜레스테롤이 지목된 것은 잘못된 것이고 **진짜 주범은 콜레스테롤 레벨을 증가시킨 이면에 있는 존재하는 갑상선 기능저하증이란 사실을 깨달아야 한다.** 즉, 심장발작을 일어나는 경우가 혈중 콜레스테롤 레벨이 높아서가 아니라 바로 갑상선 기능저하증이 선행하거나 숨어 있기 때문에 그런 것이란 점을 분명하게 명심하고 있어야 한다. 그리고 여기서 다시 갑상선 기능저하증을 일으킨 주범이 포화지방이 아닌 다중불포화지방산이란 점도 확실하게 기억하고 있어야 한다.

자! 그러면 이제 과연 누가 심장병의 진짜 주범인지 여러분도 정확하게 판단할 수 있을 것이다.

참고적으로 갑상선 기능저하증으로 (약을 사용하지 않은 상태에서) TSH 레벨이 1.5 mIU/L이상으로 증가하게 되면 심혈관질환으로 사망할 위험성이 증가한다고 한다.

비반추동물 육류 고기 속의 다중불포화지방산 함량을 줄이는 방법

앞서 말했듯이 비반추동물들은 자신의 지방 조직에 다중불포화지방산을 직접 저장한다. 이런 점 때문에 비반추동물의 육류 고기를 섭취하는 것은 다중불포화지방산을 배제시키려는 측면에서 보면 결코 좋은 식품이라 할 수 없다. 그렇다고 이런 육류에 속하는 닭고기, 돼지고기, 오리고기 등을 먹지 말라고 말하는 것이 아니다. 다중불포화지방산의 함량을 최소화시키기 위해 유기농 제품만을 섭취하라는 의미다. 방목하여 자유롭게 먹을 것을 찾아 먹고 자란 토종닭이나 돼지들은 매우 좋은 식품이다. 이에 반해 곡물 사료만 먹여 키운 닭, 돼지, 오리 등은 문제라고 할 수 있다.

최근에 이렇게 좋은 양질의 가축 육류를 구하기 어려운 점이 확대되고 있어 참으로 안타깝기 그지없다. 대형 축산업자들은 가격을 맞추기 위해 공장식 축산을 하고 있다. 그래서 값 싼 사료를 사용하여 가축을 키우고 있다. 그러므로 자신이 사는 지역의 농장주에게 부탁하여 양질의 육류를 구하는 수밖에 도리가 없다.

또 다른 방법은 삼겹살처럼 지방 함량이 많은 육류를 먹을 때에는 이들을 물에 푹 삶아서 다중불포화지방산을 가능한 빼고 먹거나 또는 육류에 붙은 지방 조직을 잘라내고 먹는 요령을 실천하는 것이다. 이 경우 고기가 너무 퍽퍽하다고 느껴지면 이 고기를 다시 코코넛 기름에 튀겨서 먹으면 된다. 그러면 다중불포화지방산의 나쁜 효과를 많이 줄일 수 있다.

트랜스 지방(수소첨가반응 또는 부분수소첨가반응 오일)

트랜스 지방은 다중불포화지방산의 보관 기간을 늘리기 위해 수소첨가반응을 시켜 인위적으로 포화지방으로 만든 것을 말한다. 이런 지방을 사용하는 가장 큰 이유는 만드는데 저렴한 비용이 들고 유통기한을 늘릴 수 있어 생산업자들에게 큰 이윤을 안겨다 주기 때문이다. 그러나 이를 소비하는 사람들에게는 반대로 건강상에 큰 위험을 안겨다 주게 된다.

트랜스 지방의 가장 흔한 공급원은 마아가린이다. 마아가린은 버터 대용으로 만든 인공 버터로 가격이 버터보다 훨씬 저렴하다. 문제는 트랜스 지방이 마아가린에만 국한 되지 않고 모든 가공 식품 속에 사용되고 있다는 점이다. 그 이유는 무엇일까? 바로 식품의 유효(보관) 기간을 늘릴 수 있기 때문이다.

트랜스 지방은 정의상으로는 변하지 않는 안정된 포화지방상태이지만 마아가린 속에는 여전히 다중불포화지방산도 어느 정도 들어 있다. 그러므로 이런 제품을 섭취하면 트랜스 지방은 물론 다중불포화지방산의 나쁜 효과를 그대로 얻게 된다. 따라서 두말할 필요 없이 모든 트랜스 지방, (부분 또는 완전)수소첨가반응 한 기름은 먹지 않도록 해야 한다.

내가 양생 갑상선 기능회복 프로그램에서 권장하는 가공하지 않은 자연적인 통식품으로 구성된 식단을 유지하면 이런 트랜스 지방 같은 괴물 지방의 섭취를 걱정할 필요가 없다. 그러나 포장된 식품이나 각종 가공 식품들을 섭취할 경우에는 트랜스 지방이 각종 다른 이름으로 숨겨져 들어가 있는 경우가 대부분이다. 그러므로 반드시 성분표를 자세히 읽는 습관을 가져야 한다.

생선유

생선유는 가장 논란이 많은 기름 중 하나다. 이는 현재 필수 지방산을 얻는 방법 중의 하나로 의료계에서 생선유 섭취를 많이 권장하고 있는 실정이다. 실제 많은 연구에서도 생선유 섭취가 건강상 많은 이점을 가져온다고 주장하는 연구들이 많이 나와 있다. 그러나 이에 못지않게 생선유의 부정적인 효과를 주장하는 논문들도 다수 있다.

우선 알아둘 점은 생선유 속의 지방은 대부분이 불포화지방산으로 불안정하여 산화되기 쉽다는 점이다. 그래서 그것이 몸속으로 들어가 열을 받으면 세포에 자유기 손상을 일으키기 쉽다는 문제점을 알고 있어야 한다.

많은 연구에서는 생선유가 콜레스테롤과 중성 지방 레벨을 낮춰준다고 말하고 있다. 그래서 심혈관 측면에서는 유리한 식품이라고 주장되고 있다. 그러나 다른 연구에서는 생선유가 간에 독성 효과를 나타낸다고 밝히고 있다. 그 결과 **간이 산화적 손상으로부터 자신을 보호하기 위해 혈액으로부터 콜레스테롤을 끌어당기게 된다. 그 결과로 콜레스테롤과 중성지방 레벨이 떨어지는 것이지 다른 것은 아니라는 주장이다.** 결국 콜레스테롤을 낮추는 약물처럼 생선유도 심혈관질환을 근본적으로 막아주는 그런 역할을 하는 것은 아니라는 주장이다.

또한 생선유는 항우울제로 마케팅된 적도 있었다. 그러나 연구 결과 역시 우울증이나 자살률을 감소시켜주지는 않는 것으로 나타났다. 대신에 생선유는 의학계에서 실질적으로 면역 억제 작용을 하는 것으로 확인되었다. 그래서 장기 이식환자들에서 거부 반응을 막는 물질로 사용되고 있기도 하다. 그러나 생존율은 별로 증가시키지 않는 것으로 밝혀졌다.

지방에 대한 실천 사항

1. **식단으로부터 모든 다중불포화지방산과 지방을 제거한다.**

   다중불포화지방산이 어느 식품에 들어 있는지 그 목록을 자세히 기억해 둔다. 그래서 이런 식품들을 모두 집안에서 없애고 새로 구입하지 않도록 한다. 여기에는 마아가린 같은 가공 식품은 물론 견과와 씨앗 같은 것들도 포함된다. 이런 과정이 처음에는 힘들지만 넘어야 할 산으로 생각하고 실천하다 보면 놀라운 변화를 경험을 하게 되고 이에 적응하게 될 것이다.

2. **건강한 포화지방으로 대체한다.**

   버터나 코코넛 오일로 요리를 한다. 맛도 더 좋고 잘 상하지도 않는다. 양질의 공급원에 어떤 것이 있는지 잘 살펴서 가능한 생 유기농 버터를 구하도록 한다. 올리브 오일도 사용할 수 있으나 최소한으로만 사용하고 열을 가하지 않도록 주의한다.

3. **다중불포화지방산에 노출되지 않도록 주의한다.**

   모든 다중불포화지방산에 완전 노출되지 않고 살기는 힘들다. 특히 외식을 할 경우에는 더욱 그렇다. 식당들은 여러분의 건강보다는 이윤 추구를 먼저 생각하기 때문에 값이 싼 다중불포화지방산이 들어 있는 마아가린, 쇼트닝, 식용유 등을 사용한다. 그러나 의식을 갖고 손님들의 건강과 입맛을 챙길 줄 아는 요리사가 주인인 식당에서는 건강한 지방을 사용하여 요리를 하고 있다. 그러므로 그런 식당을 찾도록 노력하고 발품을 팔아야 한다. 만약 여의치 못할 경우에는 다중불포화지방산으로부터 자신을 보호하기 위해 식당에서 식사를 할 때 **비타민 E 100mg** 정도를 추가로 보충해 주는 방법을 선택해야 한다.

제10장 건강한 탄수화물이 갑상선 기능에 미치는 영향

탄수화물에 대한 잘못된 오해

이 장에서도 먼저 탄수화물에 대한 잘못된 편견들을 바로잡는 것에서부터 시작하기로 한다.

탄수화물에 대한 오해 #1 : 곡물이 몸에 좋은 건강한 식품이다.

현재 많은 사람들의 표준 식단은 곡물 섭취를 권장하고 있다. 그것은 곡물이 가격이 저렴하고 맛이 좋아 중독성을 가지고 있기 때문이다. 그래서 정부나 학회에서 제시하는 식품 피라미드를 보면 곡물이 맨 바닥층을 차지하고 있다. 그러나 이 주장은 어떤 과학적 근거도 가지고 있지 않은 그들만의 주장일 뿐이다. 여기에는 진짜 건강과는 무관한 정치와 경제의 논리가 개입되어 있다.

실제 과학은 이렇다. 곡물은 혈당 문제를 일으켜서 갑상선 기능을 억제시킨다.

그런데도 이런 사실을 외면한 채 곡물이 건강한 식품으로 선전되고 있다는 점이 놀랍다. 그것이 도정을 한 정제 곡물(예:백미, 흰

밀가루)이든 도정을 하지 않은 통곡물(예 : 현미, 통밀)이든 마찬가지다. 통곡물의 경우 도정한 정제 곡물에 비해 약간의 비타민 B와 섬유질을 가지고 있지만 그 정도는 곡물의 문제점에 비해 큰 장점이 되지 못한다. 도리어 곡물 속에 이런 영양소의 소화 흡수를 방해하는 글루텐, 피틴산 같은 반영양물질이 들어 있다는 것을 왜 떳떳하게 말하지 못하는가? 결국 통곡물 속의 영양분은 사람에서는 흡수가 되지 못하는 쓸모없는 영양분이란 점을 알아야 한다. 게다가 위장관이 약한 사람은 통곡물 속의 섬유질이 자극 요인이 되어 장관벽에 더 큰 스트레스를 줄 수 있다.

이런 이유로 곡물을 많이 섭취하는 사람들은 나중에 점점 더 체중이 늘고 몸이 허약해져 병에 걸리게 될 수밖에 없다.

나는 개인적으로 곡물을 먹고 나면 소화가 안 돼서 피곤함과 졸음이 몰려오는 것을 매번 경험한다.

탄수화물에 대한 오해 #2 : 모든 당분은 다 나쁘다.

일부 사람들은 당분을 구분하지 못하고 당분을 무조건 나쁘다고 생각하는 경향을 가지고 있다. 그러나 사실은 적절한 양의 당분은 갑상선 기능과 대사를 증진시키는데 매우 중요한 역할을 한다. 실제 당분은 세포가 사용하기에 가장 쉽고 제일 좋아하는 연료다. 그래서 에너지를 만들어 내기 위해서는 당분을 사용하는 것이 효율적이다. 만약 몸속에 당분이 없을 경우에는 몸이 근육 조직 등을 분해해서라도 당분을 만들어 낸다. 이런 일이 일어나면 몸속에 염증 레벨이 증가할 뿐 아니라 갑상선 기능도 저하되기 때문에 대사가 전반적으로 가라앉는다. 그러므로 핵심은 몸에 적절한 형태와 양의 당분을 공급해 주는 것이 중요하다. 특히 갑상선 기능저하증을 가지고 있는 사람에게는 이런 일을 적절하게 해주면 놀라운 에너지 회복을 경험할 수 있게 된다.

모든 탄수화물은 궁극적으로 당분으로 분해된다. 당분에는 여러 종류가 있다. 가장 기본이 되는 단순당은 포도당, 과당, 갈락토오스(젖당)이고 이들이 서로 짝을 짓게 되면 설탕(포도당 + 과당), 유당(포도당 + 갈락토오스), 맥아당(포도당 + 포도당)이 된다. 이중에서 가장 기본이 되는 포도당과 과당은 같은 칼로리를 갖고 있지만 대사되는 과정이 다르기 때문에 서로 다른 성질을 가지고 있다. 예를 들어 과당은 포도당에 비해 혈당 오르내림을 크게 일으키지 않는다. 또한 과당은 주로 간에서 대사되고 뇌로 들어가지 않는다. 반면에 포도당은 모든 세포에서 에너지 연료로 사용된다.

탄수화물에 대한 오해 #3 : 당뇨는 당분을 너무 많이 섭취해서 생기는 병이다.

많은 사람들이 당뇨가 당분을 많이 먹어서 오는 질환인 줄 알고 있다. 그러나 실제 자세히 보면 바이러스 같은 염증이나 또는 다중 불포화지방산, 스트레스 호르몬들이 췌장에 손상을 주어서 생기는 병인 것이다. 제2형 당뇨 역시 세포마다 세포막의 인슐린 민감성이 변해서 생긴 병이라고 보는 것이 올바른 견해다. 다만 상황이 이렇게 되다보니 당분은 중간에 이차적으로 영향을 주는 요인으로 작용하게 되는 것일 뿐이다. 즉, **인슐린 생산과 또는 민감성에 있어 변화가 생겼기 때문에 섭취하는 당분이 갑자기 상황을 악화시**

키는 요인으로 작용하여 확연히 눈에 띠게 보이는 것일 뿐이다. 그러므로 당뇨를 일으키는 요인은 당분 그 자체보다 그 이전 단계의 보다 근본적인 원인이 존재하고 있었다는 사실을 깨달아야 한다. 그리고 당뇨가 발생하면 그 때부터 당분이 상황을 악화시키는 요인으로 작용하게 되는 것이다. 특히 곡물 식사와 더불어 다중불포화지방산을 많이 섭취하면 세포막 수용체에 변화가 일어나 인슐린 분비가 증가되면서 전형적인 제2형 당뇨 양상을 보이게 된다. (참고 : 그렇다고 당분을 아무것이나 마음껏 먹으라는 의미는 절대 아니라는 점을 명심하길 바란다)

탄수화물에 대한 오해 #4 : 생 채소가 삶은 채소보다 영양가가 더 높다.

이런 생각은 주로 생 채소를 강조하는 채식주의자들 사이에서 강하게 나오는 의견 같다. 그러나 이는 잘못된 주장으로 사람마다 다르다고 할 수 있다.

십자화과 채소들을 예로 들어 보자. 브로컬리를 생으로 섭취하면 그 속에 갑상선 기능을 저하시키는 물질이 있어서 문제가 될 수 있다. 그러므로 이런 채소들은 충분히 익혀서 그런 물질을 분해시킨 뒤에 섭취하는 것이 좋다. 그래서 생으로 십자화과 채소들을 많이 먹으면 갑상선 기능저하증에 걸리게 된다는 말의 의미를 잘 기억해 둘 필요가 있다.

생 채소 속에는 갑상선 억제제 말고 영양소의 소화와 흡수를 방해하는 반영양물질들도 함께 들어 있다. 그러므로 생 채소에 효소가 많으니 소화 흡수에 도움을 준다고 말하는 주장은 이런 반영양물질을 감당할 수 있는 사람에게만 해당되는 말이다. 그래서 자신의 대사체질에 맞게 채소를 먹어야 한다. 즉, 탄수화물형 대사체질인 사람은 채소를 완전 익혀서 반영양물질들을 파괴시킨 후 먹고 단백질형 대사체질인 사람들은 소화 흡수가 너무 잘 되는 편이라서 생으로 채소를 먹는 것이 더 편할 수 있다.

생 채소 속에 들어 있는 식이섬유는 소화되기 어렵기 때문에 열을 가해 익혀야 좀 더 부드러워 지고 그 사이에 갇힌 영양소들이 방출되게 된다. 그러므로 논란의 핵심은 먹는 식품이 얼마나 많은 영양분을 가지고 있느냐 하는 것이 중요한 것이 아니라 **그 영양분을 자신이 제대로 흡수하느냐 못하느냐에 달려 있다고 할 수 있다.** 그래서 일부 사람들에서는 이런 이유 때문에 채소를 완전히 익혀서 식이섬유를 부드럽게 만들고 반영양물질과 갑상선 억제제도 분해시키고 난 뒤에 먹는 것이 그 채소의 영양분을 가장 많이 섭취하는 길이 된다. 그래야만 갑상선 기능도 좋아지고 대사가 원활하게 일어날 수 있게 도와주는 셈이 된다.

탄수화물에 대한 오해 #5 : 저탄수화물 다이어트가 건강한 식단이다.

단백질도 탄수화물과 균형이 이루어지지 않은 상태에서 단독으로 주어지면 인슐린 분비를 자극한다. 인슐린은 혈류에서 혈당을 빼내서 세포 속으로 들어가게 하는 역할을 한다. 그 결과로 혈당이 내려가게 되는 것이다.

간은 뇌가 사용할 당분을 연료를 공급하고 혹시나 혈당이 너무 떨어질 경우에 대비해서 글리코겐이란 형태로 당분을 보관하는 역할을 한다. 이와 동시에 간은 비활성형 T4를 활성형인 T3로 전환시키는 일을 하는데 이 과정에 당분이 필요하게 된다.

만약 고단백 저탄수화물 식단을 먹게 되면 간에 저장된 당분이 부족하여 갑상선 호르몬을 활성형으로 전환시키는 작업이 원활하게 일어나지 못해 갑상선 기능저하증에 빠질 수 있다. 이런 경우 간에 저장된 당분이 부족하기 때문에 몸은 혈당을 올리기 위해 코티졸과 아드레날린이란 스트레스 호르몬을 분비하게 된다. 이들이 근육과 지방을 분해시켜 이를 당분으로 전환시키는 작업을 하게 만듦으로써 혈당이 유지되도록 하는 것이다. 이런 스트레스 호르몬의 작용은 생존 기전의 일환으로 작동되는 것이기 때문에 갑상선 기능과 대사 작용을 동시에 억제시키는 방향으로 진행된다.

그래서 몸에 저장된 당분이 부족한 상태가 되면 세포가 에너지원으로 사용할 연료가 부족해져서 갑상선 기능은 물론 근육과 다른 장기의 기능들도 조금씩 떨어지게 된다. 이런 일이 장기적으로 진행되면 당연히 세포의 에너지원은 근육과 지방을 사용하는 쪽으로 바뀌게 된다. 그래서 저탄수화물 다이어트가 일시적으로 지방을 연소시키는 데는 매우 도움이 된다고 할 수 있다. 그러나 장기간 저탄수화물 다이어트를 하면 스트레스 호르몬 레벨이 증가하고 갑상선 기능이 심하게 저하되며 염증 레벨이 올라가고 근육 소실이 많이 일어나는 등의 부작용을 경험하기 때문에 결코 바람직한 것은 아니라는 점을 명심하길 바란다.

갑상선 균형을 유지하기 위해서는 혈당 균형을 유지시켜야 한다.

혈당을 일정 레벨로 유지하는 것은 하루 종일 에너지 레벨이 오르내리는 것을 막는데도 중요할 뿐 아니라 **갑상선을 최적의 상태로 유지시키는데도 필요한 일이다.**

혈당 레벨을 일정한 수준으로 유지하는 가장 간단한 방법은 바로 식사를 통해 균형을 맞추는 것이다. 즉, **식사 조절**이라고 할 수 있다.

혈당은 주로 자신이 먹는 음식에 의해 조절 받는다. 그래서 단백질, 탄수화물, 지방 같은 대영양소 비율을 균형 있게 맞춰줌으로써 혈당을 조절할 수 있다. 한편, 혈당 레벨은 식사 이외에도 몸 속 호르몬 상태의 영향을 받아 조절되기도 한다. 가령, 인슐린이나 코티졸 같은 호르몬들이 작용하면 혈당을 낮추거나 높이는 작용을 하여 혈당 레벨의 균형을 맞추게 된다. 인슐린은 탄수화물에 반응하여 혈액 속의 당분을 세포 속으로 밀어 넣어주는 호르몬이다. 즉, 인슐린은 간, 근육, 지방 세포들에 신호를 보내서 혈중 당분을 받아들이라고 명령한다. 그래서 혈당을 떨어뜨리게 만드는 효과를 나타낸다. 이 때 간과 근육에서는 필요한 양만큼만 당분을 취하고 나머지 잉여분은 지방으로 전환시켜 지방 조직에 저장하게 된다.

반대로 코티졸은 혈당이 너무 떨어지는 것에 반응하여 분비되는 호르몬이다. 몸에서 당분이 필요한데 이를 음식이나 간의 저장고로부터 얻지 못하게 되면 근육을 분해시켜서라도 당분을 만들게 된다. 바로 이 점이 문제가 되는 포인트라 할 수 있다. 왜냐하면 근육이 소실되는 것은 결코 바람직한 일이 아니기 때문이다.

잘못된 식사, 스트레스 등으로 혈당이 크게 오르내리게 되면 몸은 체지방을 늘리는 일과 근육을 소실시키는 일 사이를 왔다 갔다 하게 된다. 그래서 몸통과 복부는 살이 찌고 팔다리는 상대적으로 가늘어지는 형태로 체형이 바뀌게 된다. 바로 우리 주변에서 흔히 볼 수 있는 모습들인 것이다.

따라서 **혈당 균형을 흔드는 다이어트는 그것이 무엇이 됐든 간에 결코 바람직한 다이어트는 아니라고 말할 수 있다.** 특히 저혈당을 유도하는 것은 자칫 갑상선 기능저하증을 만드는 요인이 될 수 있다는 점을 기억해 둘 필요가 있다. 저칼로리 다이어트나, 저탄수화물 다이어트가 이에 해당된다. 반대로 저지방 다이어트나 고탄수화물 다이어트 역시 혈당 레벨을 너무 올리기 때문에 나중에 체중 증가를 가져와 대사 작용에 좋지 않은 영향을 미치게 된다.

저혈당이 갑상선 기능에 미치는 직접적 영향

갑상선 샘 조직은 실제로 세포들이 이용할 수 없는 비활성형 호르몬인 T4를 활성형인 T3보다 더 많이 만들어 낸다. 약 9:1 정도다. 간은 이런 비활성형 T4를 활성형인 T3로 전환시켜 주기 때문에 갑상선 기능을 조절하는데 있어 매우 중요한 조절자 역할을 한다. 전체 활성형 T3 호르몬의 약 2/3 정도가 간에서 전환되어 만들어지기 때문에 갑상선 기능저하증 환자들은 갑상선 샘 조직 말고도 간(liver)에 더 많은 신경을 기울여야 한다.

간은 T4를 T3로 전환시킬 때 당분을 포함하여 몇 가지 영양소들을 필요로 한다. 만약 혈당 레벨이 저하되면 간은 갑상선 호르몬을 활성형으로 전환시키는데 필요한 당분이 부족함을 절감하게 된다. 그래서 스트레스 호르몬들이 분비되고 이들은 혈당을 올리기 위해 근육 조직을 분해하여 당분을 만들어 낸다. 바로 이 점이 스트레스 호르몬이 갑상선 기능에 미치는 부정적인 영향이라고 할 수 있다. 게다가 스트레스 호르몬은 간에서의 당분 소비를 절약하기 위해 T4가 T3로 전환되는 속도까지 늦추게 만든다.

우리가 잠을 자는 밤 시간에는 음식을 먹지 않기 때문에 혈당이 내려가게 되고 몸은 이 동안에 간에 저장된 당분에 의존하여 혈당을 유지시킨다. 갑상선 기능저하증 환자들은 간에 당분을 별로 저장하고 있지 못하기 때문에 밤새 혈당이 많이 떨어지게 된다. 그러면 스트레스 호르몬들이 밤에 많이 분비되어 혈당을 유지하려고 애쓴다. 스트레스 호르몬에는 코티졸만 있는 것이 아니고 아드레날린이란 것도 있다. 아드레날린 레벨이 증가하면 맥박수도 증가하지만 불안감을 느끼게 된다. 그래서 **갑상선 기능저하증 환자들이 밤새 혈당 레벨이 너무 낮게 떨어지기 때문에 스트레스 호르몬이 분비되어 잠에서 깨어나게 되고 이 때 아드레날린의 효과로 심박수가 증가한 상태가 지속되어 잠에서 깬 뒤에 다시 깊은 잠으로 빠지지 못하게 되면서 불면증을 호소하게 되는 것이다.**

이런 사람을 쉽게 치료 할 수 있는 방법은 바로 침대 옆에 소금기가 첨가된 과일 주스를 준비해 두고 있다가 잠에서 깨었을 때 바로 이를 마시거나 먹음으로써 다시 혈당을 올리고 스트레스 호르몬의 레벨도 낮추는 조치를 취해주는 일이다. 그래야만 다시 깊은 잠으로 들어갈 수 있고 갑상선도 치유될 수 있다.

또한 아드레날린이 분비되는 일은 갑상선 기능저하증 환자들이 쉽게 추위를 느끼는 이유에 해당되는 일이기도 하다. 아드레날린이 피부와 사지로 가는 혈액 순환을 줄이고 뇌와 심장으로 가는 순환을 증가시켜 정상 체온을 유지시키려 하기 때문에 특히 사지가 춥게 느껴지는 것이다. 그래서 수족 냉증이 있는 사람은 기본적으로 교감신경이 흥분된 상태로 세팅되어 아드레날린이 우세하게 작용하고 있는 사람이라고 볼 수 있다.

과일은 가장 강력한 혈당 조절자이다.

혈당 균형을 맞추고자 할 때에는 올바른 당분을 사용하는 것이 매우 중요하다. 그런 의미에서 과일은 매우 좋은 대상이라 할 수 있다. 과일 속에는 많은 양의 과당이 들어 있다. 과당은 혈당을 급격하게 올리지 않기 때문에 다른 당분들과 좀 다르다고 할 수 있다. 그래서 실제로 필요에 따라서 혈당을 올리고 내리는 조절 작용을 하는데 이용하기 좋다. 게다가 과일 속에는 과당 말고도 혈당을 조절하는데 관여하는 여러 중요 영양소들이 함께 들어 있다. 예를 들어 과일 속에는 혈당 균형을 맞추는 데 있어서 인슐린만큼이나 큰 작용을 하는 포태슘이 많이 들어 있다. 포태슘은 몸이 필요로 하는 인슐린의 양을 줄여주기 때문에 혈당을 조절하는데 많은 도움을 주는 영양소다. 게다가 과당은 간에서만 대사되기 때문에 갑상선 기능에 매우 많은 도움을 준다. 특히 탄수화물형 대사체질을 가진 사람에서는 지방으로 저장되는 양이 상대적으로 적기 때문에 체중 증가나 비만에 별 영향을 주지 않는다.

 [주의 : 천연 과일 속의 과당과 옥수수 전분을 가지고 만든 인공 과당(일명 고과당 옥수수 시럽, 액상 과당은 그 성질이 다르다. 그러므로 이런 인공 과당은 절대로 섭취하면 안 된다.]

기타 중요한 혈당 조절자들

 혈당을 조절하는데 중요한 역할을 하는 여러 조절 물질들이 있다. 그 중 하나가 마그네슘이다. 마그네슘은 우유와 과일 같은 것으로부터도 얻을 수 있는 주요 영양소다.

 루신(leucine)이란 아미노산도 인슐린처럼 행동하여 당분을 빨리 소비하도록 만들어 준다. 루신은 초콜렛에 많이 들어 있다. 그러나 주의할 점은 어느 것이든 많이 먹으면 득보다 실이 많기 때문에 양질의 초콜렛을 아주 소량만 먹도록 주의해야 한다.

 운동도 세포로 하여금 혈당을 흡수하도록 도와주는 작용을 하기 때문에 인슐린의 필요성을 줄여주고 대사 과정에 긍정적인 영향을 미치는 혈당 조절자라 할 수 있다. 그러나 지나친 운동은 저장 당분의 양을 고갈시키기 때문에 갑상선 기능에 도리어 나쁜 영향을 줄 수 있다. 그러므로 매우 주의해야 한다.

 어찌됐든 갑상선 기능을 유지하기 위해서는 혈당을 잘 유지하는 것이 중요하다. 이를 위해 필요하다면 조금씩 자주 먹는 식습관을 가져서라도 혈당 유지에 신경을 써야 한다. 특히 간의 당분 저장 능력이 약한 탄수화물형 대사체질을 가진 사람의 경우에는 이런 식사 패턴을 갖는 것이 필요하다. 몸속으로 계속해서 일정한 속도로 당분과 영양소들이 들어가면 갈수록 몸은 그것을 다루기가 더 쉬워지고 혈당을 유지하기 위해 다른 호르몬의 작용에 덜 의존해도 되기 때문이다.

갑상선 기능을 억제시키는 나쁜 탄수화물들

앞서 탄수화물에 대한 잘못된 오해 부분에서 곡물과 당분에 대한 잘못된 편견들을 지적한 바 있다. 오늘날 유행하는 다이어트들은 분명 건강과는 다른 방향으로 가고 있는 것과 같은 인상을 준다.

무엇보다도 먼저 가장 많이 먹으라고 권하는 전분성 곡물들은 가능한 멀리 하는 것이 좋다. 그 속에는 영양분도 별로 없을 뿐 아니라 혈당 문제를 야기시키고 당뇨, 유방암, 심장병과 같은 질환을 일으키는 원인과도 연관되어 있기 때문에 적게 먹거나 피할수록 유리하다.

설상가상으로 오늘날 많은 사람들이 이런 전분성 곡물들을 가공식품의 형태로 또는 길거리 음식이나 패스트푸드 음식 등으로 먹고 있어서 건강을 더욱 해치는데 기여하고 있다. 그러므로 여러분은 멋진 포장 상자나 봉지 속에 들어 있는 가공 음식들과 사람들이 많이 찾아 줄서서 음식을 받아가야 하는 식당의 음식들을 경멸하고 이를 피하는 연습을 해야 한다.

채소들 중에서도 갑상선 억제제가 들어 있고 다중불포화지방산을 함유하고 있는 것들은 갑상선 기능에 문제를 일으킬 수 있다.

다음은 갑상선 기능을 지원하는데 있어서 방해가 되므로 가능한 멀리해야 하는 탄수화물의 목록들이다.

피해야 할 탄수화물 식품들	
공급원	예
전분성 곡물들	가공 식품/ 포장 식품, 라면, 빵, 파스타, 국수, 쌀밥, 크랙커, 베이글, 페스츄리 등
십자화과 채소들	브로컬리, 양배추, 케일, 복초이, 콜라드잎, 브루셀스프라우트
콩과 식품들(legume)	완두콩, 빈(bean)콩류, 렌틸콩, 대두콩, 땅콩, 캐럽
건조시킨 과일들	건포도, 말린 대추, 말린 대추야자, 말린 살구 등

갑상선 기능에 도움을 주는 좋은 탄수화물들

적극적으로 먹어야 할 좋은 탄수화물들도 많이 있다. 그런데 많은 사람들은 안타깝게도 곡물을 많이 소비하고 있다. 그들은 곡물을 먹지 않는 식사법에 대해 일종의 불안감 내지 두려움을 가지고 있다.

이제부터 여러분은 곡물을 제거하는 대신 그것들을 대신할만한 다른 좋은 탄수화물을 섭취하는데 집중해야 한다. 올바른 탄수화물을 먹고 나면 식후에 만족감을 더 오랫동안 유지시킬 수 있어 식사 후에 또 다시 배고파지는 그런 비정상적인 경험을 하지 않게 된다. 그리고 식후에 에너지 레벨이 확실히 증가하는 경험을 하게 될 것이다.

다음은 갑상선 기능을 자극하여 그 능력을 최대로 높여줄 수 있는 좋은 탄수화물 식품들이다.

과일

이미 언급했듯이 과일과 과당의 중요성은 갑상선 기능저하증에서 매우 크다고 할 수 있다. 여기서 다시 한 번 과일 속에 들어 있는 당분은 과당이고 이것은 다른 당과 달리 혈당 문제를 일으키지 않고 오히려 혈당을 조절하는 작용을 한다는 점을 강조해 두고 싶다. 또한 과일 속에는 포태슘이 많이 들어 있어서 이 역시 훌륭한 혈당 조절자 역할을 한다는 점을 언급해 두고 싶다. 나는 특히 과일 속의 포태슘 역할에 더욱 중요한 의미를 부여하고 싶다.

그러나 무엇보다 **과일 속 과당의 장점은 갑상선 기능저하증에서 간(liver)으로 하여금 당분을 저장하는데 제일 유리하다는데 있다.** 과당은 간에서만 대사되기 때문에 주로 간에 당분으로 저장된다. 그래서 간이 갑상선 호르몬을 활성형 T3로 전환시키는데 필요한 당분을 공급해 줄 수 있다는 점이 제일 중요한 포인트라고 생각한다. 갑상선 기능저하증이 있을 때 간이 당분을 저장하는 것이 어렵기 때문에 더욱 문제가 될 수 있는데 이럴 때 과당을 섭취하면 간이 다시 활발하게 갑상선 호르몬을 활성형 T3로 전환시키는 일을 할 수 있어서 갑상선 기능을 증진시키는데 많은 도움을 줄 수 있다.

[공급원] 복숭아, 살구, 넥타린, 자두, 체리 같은 씨앗을 지닌 과일들

오렌지, 레몬, 라임처럼 시큼한 감귤류 과일들도 좋은 선택안이 될 수 있다. 그러나 일부 사람들은 이런 과일 속의 거친 식이섬유를 잘 감당하지 못하기 때문에 주스로 갈아서 먹는 것이 좋다.

체리모야, 대추야자, 구아바, 여지, 패션푸르이트, 파파야, 감 같은 열대 과일들도 좋다. 그러나 바나나는 힘든 조건에서 자라면서 큰 것이라 알레르기를 일으킬 가능성이 있고 파인애플은 세로토닌 농도가 높아서 너무 많이 먹지 말고 제한할 필요가 있다.

수박, 캔터루프, 하니멜론 같은 멜론류 과일도 좋다.

사과, 배와 같은 가을철 과일도 좋은데 그 속에 전분이 많이 있어서 전분을 줄이기 위해 이들을 삶아서 잼 같은 소스로 만들어 먹으면 좋다.

일반적으로 익지 않은 과일 속에 전분 레벨이 높다. 그래서 과일은 가능한 충분히 익은 상태의 것을 먹도록 한다.

블루베리, 딸기, 블랙베리, 라스베리, 포도, 키위 같은 베리류 과일들도 좋다. 그러나 이런 과일의 씨앗이 장 점막에 자극을 주어 스트레스 레벨을 증가시킬 수 있기 때문에 주의해야 한다.

건조시킨 과일은 어느 종류가 됐든 그 속에 곰팡이가 들어 있을

가능성이 높기 때문에 피해야 한다.

망고도 역시 피해야 하는데 그 이유는 이것이 포이즌 오크 (poison oak) 계열에 속하기 때문이다. 그래서 이것에 민감한 사람한테는 알레르기 반응을 일으킬 수 있다.

뿌리채소들

가장 좋은 채소는 식이섬유가 적고 적분도 적은 것들이다.

뿌리 채소들은 일반적으로 전분이 많이 들어 있지만 영양가가 높고 지상에서 자라는 채소나 곡물들이 지니고 있는 문제가 될 만한 식물성 독소들이 적기 때문에 전체적으로는 좋은 탄수화물이라고 할 수 있다. 또한 이런 이유로 뿌리채소들은 일반적으로 소화가 잘 되는 편이다.

실제 대부분의 뿌리채소들은 천연 항진균, 항미생물 성질을 가지고 있기 때문에 소화가 잘된다. 이들은 흙 속의 곰팡이에 항상 노출되어 있기 때문에 스스로를 보호하는 차원에서 이런 기전들을 발달시켜 가지고 있다. 또한 뿌리채소에는 지상채소들에 많이 존재하는 해로운 다중불포화지방산이 적게 들어 있어서 좋다고 할 수 있다.

[공급원] 어린 감자 같은 어린 뿌리채소들이 가장 좋다 그 이유는 그들은 아직 충분한 양의 전분을 가지고 있지 않기 때문이다. 다른 것으로는 보통 흔히 보는 흰색 감자, 고구마, 비트, 당근 등이

있다. 생 당근은 항진균과 항미생물 작용을 하는 것으로 잘 알려져 있다. 그래서 소화기관 내에서 에스트로젠의 재흡수를 막는데 도움을 준다.

뿌리채소들은 일단 철저하게 열을 가해 익힌 뒤 코코넛 오일이나 버터 같은 포화지방과 함께 먹어야 한다. 그래야만 전분이 많은 음식을 천천히 소화시키게 만들 수 있다. 유일한 예외는 당근으로 소화가 잘되게 하기 위해서는 그냥 날 것으로 먹는 것이 좋다.

지상채소들

지상채소들 중에서 가장 좋은 것은 그 영양 함량이 과일과 비슷하고 식물의 천연 독소들이 적은 열매 형태의 것들이다.

많은 지상채소들은 식물의 천연 독소들을 지니고 있기 때문에 알레르기 반응을 일으킬 가능성이 있어 피해야 한다. 식물의 독소와 그것의 잠재적 효과에 대해서는 다음에 나올 "탄수화물에 대한 추가 고려사항들" 항목을 참조해 주길 바란다.

[공급원] 애호박은 포태슘과 마그네슘을 많이 함유하고 있어서 과일과 비슷하기 때문에 가장 좋다. 단호박도 좋은 대안이 될 수 있다.

토마토는 비록 달지는 않지만 많은 사람들이 이를 채소가 아니라 과일로 알고 있기 때문에 좋다고 할 수 있다. 오이와 고추도 좋은 공급원이 될 수 있다.

당분과 갑상선에 대한 진실

당분은 가장 빠르고 효율적으로 연소되는 연료다. 그래서 당분은 생존하기 위해 꼭 필요한 영양분이라 할 수 있다. 실제로 많은 사람들이 잘 느끼지 못하지만 당분은 몸이 연소시키는데 있어서 가장 좋아하는 에너지 연료라고 할 수 있다. 물론 기근이 있을 때나 어려운 상황에서는 몸이 다른 에너지 연료를 사용하기도 하지만 그런 경우에는 반드시 갑상선 기능저하와 다른 건강상의 문제를 야기시키는 희생을 감수해 가면서 다른 연료들을 사용하게 된다.

몸이 당분 대사를 멈추고 근육이나 지방 조직을 에너지원으로 사용하게 되면 갑상선 기능저하증과 다른 건강상의 문제들이 생길 수 있다. 따라서 갑상선 기능저하증을 역전시키고자 할 때에는 몸이 다시 당분을 연소시키는 형태로 대사를 바꿔주어야 한다. 이렇게 하려면 몸에 당분을 지속적으로 공급하여 스트레스 호르몬의 레벨을 낮춰주고 몸이 원래대로 자연스레 당분을 대사시켜 에너지를 만들 수 있도록 도와줄 필요가 있다.

앞서 말했듯이 갑상선 기능에 도움을 주는 좋은 탄수화물들을 섭취하는 것이 중요하다. **과일과 뿌리채소 및 몇 가지 지상채소들이 좋은 탄수화물이라고 말했다.** 이 밖에도 여러 종류의 탄수화물이 있는데 이들을 적절하게만 잘 사용한다면 몸에도 좋고 다시 저하된 당분 대사 기전을 활성화시킬 수 있다.

그러나 오늘날 당분에 대한 오해가 많이 퍼져 있기 때문에 일부는 건강하지 못하다고 잘못 평가 받고 있다. 이에 반해 인공 감미료 같은 것들이 오히려 건강한 대용품으로 잘못 선전되고 있어 이런 생각들을 바로 잡는 것 역시 중요하다고 생각한다.

그러므로 당분의 장단점을 모두 이해하기 위해서는 여러 종류의 당분과 그 대용품에 대해서도 많이 알고 있어야 한다.

인공 감미료

모든 인공감미료는 독성을 가지고 있다 그러므로 **무슨 수를 써서라도 이를 피해야 한다.**

다음은 대표적인 인공 감미료들이다.
- 아스파탐
- 슈크랄로오스
- 사카린

대부분의 무설탕 식품에는 이런 인공감미료가 들어가 있다. 대표적인 것이 다이어트 콜라다.

인공 감미료가 개발되게 된 배경에는 설탕을 대신할 값싼 재료를 구하고자 하는 마음에서 비롯되었다. 또한 설탕 과소비로 인한 부작용을 막아보자는 차원에서 시작하였다. 그러나 인공 감미료의 사용으로도 체중 감량 효과를 얻을 수 없음이 밝혀졌고 오히려 체중을 증가시키는 또 다른 기전을 작동시키는 것으로 판명되었다. 이것은 인슐린과 다른 호르몬들을 분비시키는 당분 대사 시스템을 자극하는 단 맛의 미각을 인공 감미료 역시 그대로 자극하기 때문에 그런 것으로 밝혀졌다. 그래서 혈당 레벨은 낮아지지만 식욕을 자극하여 설탕을 먹을 때보다도 더 많은 칼로리를 섭취하게 만드는 효과를 가지고 있는 것이다. 또한 이와 동시에 혈당이 떨어지는 작용으로 인해 스트레스 호르몬이 분비되어 몸을 파괴시키는 만성 스트레스 싸이클이 작동하게 된다. 그러므로 인공 감미료는 몸에 스트레스를 주고 염증을 일으키며 갑상선 샘을 억제시켜 갑상선 기능저하증을 만드는데 직접적으로 기여하는 요인이 된다는 점을 알고 있어야 한다.

이 밖에 인공 감미료는 신경학적으로 복시 같은 눈의 문제, 발작성 경련, 정신적 문제 등을 일으킬 수 있고 관절통도 유발시킬 수 있다.

설탕 대용품

인공 감미료의 독성 부작용을 피하기 위해 많은 천연 당 대체물질들이 발견되었다. 이들은 인공 감미료와 같은 갑상선 기능억제 기능을 가지고 있지는 않지만 여전히 혈당 레벨을 올리는 문제점을 가지고 있어서 이차적으로 갑상선 기능에 영향을 미칠 수 있다. 그러므로 적당량만 섭취해야 한다.

다음은 가장 잘 알려진 천연 설탕 대체물질들이다.
- 스테비아
- 자이리톨
- 에리쓰리톨
- 기타 저칼로리 단 물질

이런 천연 설탕 대용품들도 당분 대사 기전을 똑같이 자극한다. 그래서 인슐린 분비를 자극하고 혈당이 감소되어 스트레스 호르몬이 나오고 그로 인해 이차적으로 갑상선 기능이 억제되는 기전을 그대로 연출한다.

또한 대부분의 천연 설탕 대용품들은 당알코올들이기 때문에 추가로 소화 장애를 일으킬 수 있어 다시 몸에 스트레스를 주는 요인이 될 수 있다.

설탕

설탕은 포도당과 과당이 합쳐진 이탄당 물질이다. 대부분의 과일 속에도 대략적으로 이와 비슷한 비율로 당분이 구성되어 있다. 이런 비슷한 당분 구성 때문에 설탕은 **적절하게만 사용한다면** 과일을 사용하는 것과 비슷한 효과를 얻을 수 있다. 그래서 놀랍게 들릴지 모르지만 설탕이 (잘만 사용하면) 과일처럼 **혈당 균형을 맞춰주는 효과를 제공해 줄 수 있는 대안이 될 수도 있다.** 그러나 설탕에는 포태슘이나 마그네슘 같은 다른 영양소들이 없다는 단점을 지니고 있다.

설탕도 갑상선을 자극하여 대사율을 증가시켜 준다. 이 점을 잘 이용하면 몸이 당분을 중성지방으로 전환시켜 지방으로 저장하기 전에 당분 칼로리를 빨리 연소시키면 살도 찌지 않고 갑상선 기능을 개선시킬 수 있다. (참고 : 그래서 탄수화물형 대사체질인 사람중에서 일부는 젊은 시절에 설탕을 먹어도 별로 살이 찌지 않는 것이다.)

전분성 곡물 대신에 설탕을 적당히 먹으면 역시 지방이 축적되는 것을 줄일 수 있다. 그러나 설탕은 여전히 칼로리가 진하기 때문에 반드시 적절한 단백질, 지방과 함께 섭취해서 균형을 맞추어야 한다. 갑상선 기능저하증 환자들은 혈당을 조절하는 능력이 많이 감소되어 있다는 점을 깨닫는 것이 중요하다. 그래서 다른 것은 먹지 않고 단순히 설탕만 섭취하여 혈당 균형을 맞추려는 것은 자칫 큰 문제를 야기시킬 수 있다. 그러나 탄수화물형 대사체질인 사람이 갑상선 기능저하증에 빠진 경우에는 각 가정에서 설탕을 사용하여 만든 효소발효액이나 매실 엑기스를 이용하라고 권하고 있다. 이것을 먹으면 소화도 잘되고 식사와의 균형도 잘 이룰 수 있기 때문에 이런 사람들에게만 권하고 있는 것이다.

꿀

꿀도 그 구성은 설탕과 비슷하다. 그러나 그 속에는 설탕 속에 없는 다른 영양소들을 많이 가지고 있기 때문에 건강한 당으로 평가받고 있다. 그러나 단점으로는 위장관을 더 자극할 수 있다는 점과 갑상선 기능을 자극하고 체온을 증가시키는 효과에 있어서는 설탕보다 효과가 떨어진다는 점이 있다. 가장 좋은 것은 각 지역에서 생산되는 천연 벌꿀이다.

메이플 시럽

이것도 천연 당분이다. 포태슘과 마그네슘을 포함하여 꿀보다 영양이 더 많다. 그러나 대부분의 메이플 시럽은 열처리를 하기 때문에 영양소가 파괴되고 일부에서는 알레르기 반응을 일으키기도 한다는 문제점을 지니고 있다. 그래서 천연 유기농 가공하지 않은 메이플 시럽을 구해서 먹는 것이 중요하다.

권장되는 당분과 탄수화물 식품들	
공급원	예
과일	복숭아, 넥타린, 섬유질을 제거한 오렌지 주스, 파파야, 수박, 캔터루프, 하니 멜론, 사과잼, 배즙, 포도, 블루베리, 딸기
뿌리채소	어린 감자, 흰 감자, 고구마, 생 당근, 비트, 죽순
지상채소	애호박, 주키니 호박, 단호박, 토마토, 오이, 고추
당분	설탕, 꿀, 메이플 시럽

탄수화물에 대한 추가 고려사항들

과당 불내증

오랫동안 갑상선 기능저하증 상태이거나 또는 소화 장애가 있는 사람들은 과당 불내증이 발생할 가능성이 있다. 이것은 위장관의 상부인 위 속에 세균이나 이스트 곰팡이가 과도하게 증식하고 효소 생산에도 문제가 있어 생기게 되는 현상이다.

원래 위장관은 당분을 상부에서 흡수하도록 설계 되어 있다. 하부로 가면 세균과 곰팡이들이 서식하고 있기 때문에 그 이전에 흡수가 이루어져야 하는 것이다. 그러나 만약 세균과 이스트가 과잉으로 넘쳐 증식하는 상황에서는 몸이 당분을 소화 흡수하기 전에 세균이나 곰팡이들이 이들을 먼저 먹어버리게 된다. 그럴 경우에는 과일을 먹고 나서 오히려 속이 불편해지는 증상을 경험하게 될 수 있다. 이럴 때에는 항생제 역할을 하는 생 당근이나 삶은 죽순을 섭취하면 세균과 이스트를 억제시킬 수 있다. 그래서 위장관 상부로부터 먼저 세균들과 이스트를 몰아내고 난 뒤에 과당 같은 당분을 섭취하면 된다.

캔디다증

오늘날 흔히 유행하는 진단 중 하나로 캔디다증이라는 것이 있다. 많은 사람들이 캔디다증이 암에서부터 각종 자가면역질환이 발생하는 기본 터전을 제공한다고 알고 있다. 그러나 이는 사람 몸의 생리를 모르고 하는 허튼 소리다.

캔디다는 모든 사람의 위장관 속에 존재하는 장내 세균의 일부다. 다시 말해 정상적인 위장관의 생태계를 구성하고 있는 정식 요소인 것이다. 이처럼 자연적인 장내 생태계의 한 일원으로 캔디다 곰팡이는 다른 장내 세균들, 면역 중개 물질들, 혈당 균형, 위장관 내의 낮은 에스트로젠 상태 그리고 낮은 스트레스 호르몬 등과 잘 조화를 이루며 살고 있다. 그래서 정상적일 때에는 몸도 건강하고 그들도 행복하게 지내는 그런 관계에 있다고 할 수 있다.

그러므로 이런 캔디다가 과잉으로 증식하는 것이 문제가 아니라 실제 문제는 캔디다로 하여금 과잉 증식하도록 만든 위장관의 환경 또는 기능이상이 문제인 것이다.

대부분의 의사들은 이런 경우 무조건 설탕, 과일, 탄수화물을 먹지 말라고 권하고 있다. 그래야만 캔디다를 억제시킬 수 있고 조절할 수 있다는 의미에서다. 그러나 앞서 말했듯이 이 방법은 몸을 많이 축나게 하는 방법이 될 수 있다. 캔디다를 굶겨 죽이는 방법을 사용하는 것은 우리 몸의 다른 정상 세포들마저 굶겨 죽이는 결과를 낳기 때문이다. 세포가 생존하기 위해서는 당분이 필요하고 당분을 먹지 않을 때에는 갑상선 기능저하증이 발생하게 된다. 그래서 그 결과로 캔디다가 다시 증식할 수 있는 여건이 마련되는 것이다. 그러므로 캔디다 증식이 꼭 당분 때문이란 생각을 버려야 한다.

간은 갑상선 호르몬을 활성형으로 전환시키기 위해 당분을 필요로 하는데 당분이 부족하면 역시 갑상선 기능저하증에 빠지게 된다. 그래서 갑상선 기능저하증인데다 당분을 몸에 적절하게 저장하고 있지 않는 경우에 또는 식단이 잘못된 탄수화물들로 균형이 깨진 경우에는 쉽게 저혈당이 되고 그러면 다시 갑상선 기능저하증에 빠지고 스트레스 호르몬이 증가하게 되는 악순환의 고리가 형성되는 것이다. 그러므로 저혈당증이 매우 위험하다는 것을 알아야 한다. 특히 탄수화물형 대사체질을 가진 사람에서는 저혈당이 갑상선 기능저하증을 불러오기 쉽다. 그래서 스트레스가 원인이든 무엇이든간에 저혈당증이 오지 않도록 관리해야 한다. 저혈당이 와서 스트레스 호르몬이 증가하면 면역시스템이 억제되면서 특히 장점막으로부터 분비되는 IgA 같은 면역 글로불린이 저하되고 장 속에 캔디다 등이 증식하게 되는 것이다.

이상에서 알 수 있듯이 캔디다증이 있다고 하는 것은 다름이 아니라 혈당 조절의 불균형, 갑상선 기능저하증, 그 결과로 면역력이 저하되어 일어나는 이차적인 현상이지 그것이 일차적 원인은 아니라는 점을 알아야 한다. 이런 점에서 캔디다를 굶겨 죽이려는 전략은 답이 아니며 일시적인 증상의 완화만을 가져올 뿐이라는 점을 기억해 둘 필요가 있다. 그 동안에 여러분의 몸 속 세포들도 죽게 되고 문제의 근본 원인인 스트레스 증가와 갑상선 기능저하증, 혈당 불균형, 기타 여러 건강 문제들이 더욱 고착화되는 양상을 띠게 된다.

그러므로 **핵심은 다시 천천히 식단 속에 양질의 당분을 첨가시켜 나가는 것이다.** 하루 중에 나눠서 소량씩 증가시켜서 혈당 균형을 회복하게 만드는 것이 중요하다. 그래서 이스트가 당분을 먹지 않고 몸이 이를 흡수하게 만들어 주어야 한다. 이런 경우 **매일 당근, 죽순, 카스카라 사그라다를 함께 복용하게 함으로써 캔디다를 위장관 상부로부터 아래로 내려가게 만드는 전략을 사용하는 것이 좋다.**

나는 이런 방법으로 캔디다증을 앓고 있는 사람들을 여럿 고쳤다. 종종 오랫동안 탄수화물과 당분을 먹지 않고 지내온 사람들 중에서 증세가 다시 재발할 수 있다. 그러면 다시 캔디다가 증식한 것이라고 생각할지 모르지만 이럴 때 다시 혈당 균형을 맞춰주면서 스트레스 호르몬을 일정한 수준 이하로 조절해주면 그리고 면역력을 증강시켜 주면 모든 것이 해결된다. 바로 이런 작업의 공통분모가 다시 환자에게 조금씩 양질의 당분을 공급해 주는 일이라 할 수 있다.

식품 알레르기와 식물성 식품 독소들

오늘날 식품 알레르기 문제가 점점 더 심각해지고 있다. 많은 사람들이 자신이 한 가지 이상의 식품에 어느 정도 알레르기 반응을 보이고 있다는 생각을 가지고 있다.

알레르기 반응 중에 급성인 IgE 매개에 의한 아나필락틱 쇼크 반응은 잘 알려진 반응이다. 이것은 잘못하면 생명을 위협할 수도 있다. 아이들에게 간혹 일어나는 땅콩 알레르기가 대표적이다.

그러나 이런 경우 말고도 IgA, IgG, IgM, 대식세포(phagocytes) 등에 의한 다른 면역 반응들도 있다. 이런 경우는 생명을 위협할 정도는 아니다. 이렇게 약한 알레르기 반응의 증상들은 종종 본인조차 알지 못하고 넘어가는 수가 많다. 그런 증상들로는 다음과 같은 것들이 있다.

식품 알레르기 반응의 흔한 증상들
피로
뾰루지, 습진, 피부 발진
관절염과 관절통
편두통 및 기타 두통들
복통이나 위통
속쓰림과 소화불량
입주변의 붉은 발진
천식 또는 천명
집중력 장애
변비 또는 설사

이런 증상들은 해당 음식을 먹고 나서 약 36시간까지 지연되어

나타날 수가 있기 때문에 그 원인을 찾을 수 없는 경우가 많다.

문제는 이런 음식 알레르기들이 주로 갑상선 기능저하증과 그로 인한 위장관과 면역 시스템의 기능이상으로 인해 일어날 수 있다는 점을 알아야 한다. 갑상선 호르몬은 소화 효소를 생산하는 작업을 조절하는 주된 책임자다. 그러므로 **갑상선 기능이 저하되면 각종 소화효소들의 생산도 저하된다.** 따라서 갑상선 기능저하증 환자들은 이미 충분한 소화효소들을 생산하지 못하고 있기 때문에 음식을 소화시키는데 있어 불리함을 안고 있다. 그러므로 당연히 음식에 대한 알레르기 반응이 일어날 가능성이 높아지게 된다. 다시 말해 **갑상선 기능저하증으로 소화 능력이 저하되고 스트레스는 많게 되면 당연히 면역시스템의 기능에도 영향을 주어서 식품 알레르기가 잘 일어나게 되는 것이다.**

그러므로 양생 프로그램을 통해 갑상선 기능을 개선시키게 되면 소화기능도 개선되고 효소 생산도 증가하여 면역기능이 안정화되면서 식품 알레르기 반응도 줄어들게 된다.

음식 알레르기는 또한 식물들이 자연적으로 자신을 방어하기 위해 분비하는 천연 독성 물질에 의해서도 일어난다.(예:옻) 사람들은 이런 독성 화학물질에 대해 부정적인 생각들을 가지고 있다. 그러나 이는 그런 음식을 먹는 우리의 입장이고 식물의 입장에서는 자신을 보호하기 위해 자신을 공격하여 먹어 삼키는 동물들에 대한 보복인 셈이다. 그러므로 이런 식물성 독소들은 그것을 먹는 동물들을 겨냥하여 만들어진 것이다. 그래서 이들은 주로 동물의 위장관 속에 들어있는 소화효소들을 억제시키는 작용을 한다. 그 결과 식물성 식품의 소화를 방해하고 각종 단백질과 미네랄, 비타민 등의 영양소가 흡수되는 것을 방해하는 작용을 한다. 결국 동물들이 자기를 먹고 소화시키지 못하게 된다면 더 이상 자신을 먹지 않을 것이라는 생각에서 그렇게 만들어져 적응한 것이라고 해석해 볼 수 있다.

식물성 독소들 중에는 두 가지 주된 종류가 있다. 하나는 스트레스로 유발된 독소들이고 다른 하나는 저장 단백질들이다. 스트레스로 유발된 독소들 중에서 가장 잘 알려진 것이 **키틴분해효소**(chitinase)라는 물질이다. 이것은 식물이 곰팡이나 벌레들로부터 자신을 방어하기 위한 천연 물질로 만들어 내는 것이다. 여기서 이해할 중요한 점은 이런 독소들은 식물들이 주변 환경으로부터 스트레스를 받으면 만들어 내는 그런 물질이라는 점이다. 오늘날 우리는 대부분 아주 나쁜 토양 환경에서 비유기농 농법으로 독성 화학물질을 사용하여 식물들을 재배하고 있다. 그러므로 식물의 입장에서는 이런 모든 것들이 과도한 스트레스라는 사실을 깨달아야 한다. 그래서 이런 나쁜 경작 조건들로 인해 식물 속의 천연 방어물질인 키틴분해효소들이 더 많이 만들어지고 있다. 그 결과 이를 먹는 동물들은 더 많은 알레르기 반응을 경험하게 되는 것이다.

두 번째 식물성 독소는 식물의 생존을 확실하게 돕기 위해 씨앗 속에 자연적으로 저장되어 있는 단백질들이다. 가장 잘 알려진 대표적인 씨앗 단백질이 바로 모든 곡물 속에 들어 있는 글루텐이란 단백질이다. 밀, 호밀, 보리 속에 들어 있는 것이 가장 대표적으로 유명하다.

그러나 이런 식품 알레르기 반응을 일으키는 물질(항원)이나 식물성 독소들이 작용하기 위해서는 다른 요소들도 어느 정도 함께 있어야 한다. 지금까지 연구 결과들을 보면 여자들에서 알레르기나 식품 불내증이 더 많은 것으로 알려져 있다. 예를 들어 셀리악병 같은 것도 여자들이 더 많이 걸린다. 그 이유는 여성에서 에스트로겐 레벨이 높기 때문에 그로 인해 알레르기와 염증 반응들이 더 많이 일어나는 것으로 알려져 있는 것이다. 갑상선 기능저하증은 에스트로겐 증가와 관련되어 있기 때문에 갑상선 기능저하증 환자들은 이런 이유로도 식품 알레르기에 더 취약할 수밖에 없다.

이런 식품 알레르기 반응을 줄이기 위해서는 당연히 유기농 식품을 먹어야 한다. 그 이유는 유기농 농법은 식물에 스트레스를 덜 주기 때문에 식물성 독소들이 덜 생겨나서 식품 알레르기도 줄어들기 때문이다. 또한 농약과 같은 화학물질들이 환경호르몬 역할을 하는 것도 막을 수 있기 때문이다.

일반적으로 뿌리채소와 줄기들이 벌레에 의해 공격을 덜 받는 부분이기 때문에 식물성 독소들이 상대적으로 적은 부분이라고 할 수 있다. 그래서 이런 부분을 섭취하는 것이 더 안전하다고 말할 수 있다. 앞서 말했듯이 뿌리 식물들은 이스트나 세균들로부터 자신을 보호하기 위해 특정 화학물질들을 만들어 내는데 이런 물질들은 위장관 속으로 들어가면 이스트와 세균들을 조절하는 작용을 하기 때문에 이들로부터도 도움을 얻을 수 있어 유리하다고 할 수 있다.

과일과 지상 채소들은 식물에서 일부를 떼어낼 수 있는 열매 구조로 되어 있는 것이 좋다. 그 이유는 과일이나 열매를 따는 것이 실제로 식물의 생존을 위협하지 않기 때문에 과일이나 열매 속에 식물성 독소들이 많이 존재하지 않아서 그렇다. (단, 상추는 예외라고 할 수 있다)

식물성 독소들 중에서 소화와 영양 흡수를 억제시키는 물질들을 나열하면 다음과 같다.

- 페놀
- 탄닌
- 렉틴/어글루티닌
- 트립신 억제제
- 불포화지방

탄수화물에 대한 실천 사항

1. 매일 과일탄수화물을 섭취하는 데 집중하라.

   과일은 간에 당분 저장을 늘려준다. 그리고 혈당 균형을 맞춰주고 갑상선 기능과 대사 작용을 촉진시켜 준다.

2. 당분에 대한 두려움을 잊어라.

   쌀, 빵과 같이 갑상선 기능을 억제시키는 음식을 먹고 나면 당분이 먹고 싶어지며 스트레스가 증가하면서 배고픔을 느끼게 된다. 이 때 잘못된 당분(예 : 청량 음료)을 많이 섭취하게 되면 갑상선 기능을 억제시키고 스트레스를 증가시켜 오히려 체중이 다시 늘어나게 되고 또 다시 배고픔을 느끼게 된다. 그러므로 이럴 때에는 차라리 설탕을 먹고 갑상선 기능을 증가시켜라. 그래서 대사를 증진시키는 방법을 택하게 되면 도리어 낫다. 특히 설탕을 단백질과 지방과 함께 적절한 비율로 맞춰서 섭취하면 몸에 만족감을 주게 될 것이다.

3. 뿌리채소의 섭취를 증가시켜라.

4. 갑상선 기능을 억제시키는 십자화과 채소(cruciferous vegetables)를 생으로 먹는 것을 피하라. 이를 익혀서 먹어라.

   여기에 속하는 것으로는 브로컬리, 컬리플라워, 브루셀 스프라우트, 양배추, 복초이, 케일, 콜라드 잎 등이 있다.

5. 갑상선기능을 억제시키는 콩과식물(legume)들의 섭취를 줄이거나 피하라.

   여기에 속하는 것으로는 완두콩, 땅콩, 빈(bean) 콩, 렌틸콩, 대두콩, 캐롭 등이 있다.

6. 갑상선 기능을 억제시키는 전분성 곡물들의 섭취를 줄이거나 피하라.

7. 모든 인공 감미료와 고과당 옥수수시럽(HFCS), 액상 과당을 피한다.

   우리 몸, 뇌 간 등은 진짜 당분을 원한다.(그럴만한 이유를 가지고 있다.)

8. 설탕 대용품의 사용을 최대로 줄인다.

제11장 갑상선 기능을 살려주는 식품들

여기서는 갑상선 기능을 살려주는 작용을 하는 식품들 중에서 본 "양생 갑상선 기능회복 프로그램"에서 강력히 권장하는 식품들에 대해 다시 한 번 언급하기로 한다.

1. 뼈국물 또는 사골(bone broth)

뼈국물 속에는 많은 양의 비타민, 미네랄, 미량 미네랄 등이 들어 있어서 갑상선 기능을 보조하는데 큰 도움을 준다. 또한 많은 양의 항염증성 단백질도 들어 있다. 가장 좋은 것은 가정에서 직접 만들어 먹는 것이다. 마트에서 산 제품 속에는 영양분도 부족하고 독성 화학첨가물들이 들어 있을 수 있다.

뼈국물을 매일 먹는 것이 중요하다. 효험을 보기 위해서는 하루에 한 두 그릇 이상 먹어야 한다. 국물만 먹기도 하지만 약간의 젤라틴과 살코기를 함께 넣어 먹어도 되고 혈당 조절을 위해 다른 음식과 균형을 맞춰 먹어도 된다.

뼈국물을 만들 때에는 소뼈를 사용하는 것이 가장 좋다. 그러나 필요하면 생선뼈, 닭뼈 등을 사용할 수도 있다.

2. 젤라틴

젤라틴은 뼈국물의 대안으로 사용할 수 있다. 뼈국물의 항염증성 단백질을 똑같이 제공할 수는 있으나 대신에 비타민과 미네랄을 제공하지는 못한다.

상품으로 만들어진 것을 구해서 그 가루를 넣고 수프, 스무디, 커스타드, 무스, 소스, 그래비 등을 만드는데 사용하면 된다.

뼈국물이 없을 경우에는 젤라틴을 사용하여 단백질 함량을 맞추면 된다. 또한 커피를 먹을 때도 첨가할 수 있고 스무디나 밀크쉐이크를 만들 때에도 넣을 수 있다. 또한 다른 탄수화물, 지방과의 균형을 맞추기 위해 단백질을 더 많이 공급하고자 할 때에도 사용한다.

두 가지 형태의 젤라틴이 있다. 가수분해형과 비가수분해형.

비가수분해형은 뜨거운 물에만 녹는 것으로 냉장고 안에서는 굳어버린다. 이것은 전통적인 형태의 젤라틴이다. 반면, 가수분해형은 뜨거운 물과 찬 물에 모두 녹는 것으로 냉장고 속에 들어가도 굳지 않는다.

3. 유제품

우유, 버터, 치즈, 요거트 같은 유제품은 양질의 단백질, 지방, 탄수화물을 적정 비율로 함유하고 있다. 그러므로 갑상선 기능을 북돋우는데 유용하게 사용할 수 있다. 다만 해당 젖소가 어떤 음식을 먹고 우유를 생산하였는가 여부와 유제품을 가공하는 과정에서 화학첨가물이 얼마나 들어갔는가 하는 점이 문제가 될 수 있다. 그러므로 가능한 양질의 유기농 제품을 구입해서 먹는 것이 좋다.

특히 버터 속에는 뷰티릭 산과 같은 사슬이 짧은 포화지방이 많이 들어 있다. 그래서 직접 에너지 연료로 사용될 수 있고 세포막에 갑상선 호르몬 수용체의 수를 늘려줌으로써 갑상선 호르몬의 이용률을 증진시키는데 도움을 주기 때문에 갑상선 기능저하증 환자들로서는 자주 애용해야 하는 식품이라 할 수 있다.

치즈는 우유보다 당분이 적고 지방질과 단백질이 많아 과일과 함께 먹기에 좋다.

요거트는 우유를 발효시켜 장내 환경에 좋은 유산균을 많이 함유하게 만든 것이라서 장 건강을 생각할 때 우선적으로 선택할 수 있는 식품이다. 다만 너무 많은 당분이 첨가된 상업용 제품보다는 가정에서 직접 만든 플레인 요거트가 좋다.

4. 새우, 굴, 조개 같은 갑각류

갑각류는 갑상선 샘 조직이 최적으로 기능할 수 있는데 필요한 주요 영양소들을 많이 가지고 있다. 우선 염증을 진정시켜주는 양질의 단백질을 함유하고 있으며 높은 레벨의 셀레늄과 아연을 가지고 있다. 셀레늄과 아연은 간에서 비활성형인 T4를 활성형 T3로 전환시키는데 필요한 물질이다. 게다가 갑각류 속의 구리는 T3와 함께 세포에서 cytochrome C oxidase 효소의 활동을 회복시켜 에너지 생산을 증대시켜 주는 역할도 한다. 또한 갑각류 속에는 갑상선 호르몬을 생산하는데 필요한 요오드도 들어 있다.

가능한 양식이 아닌 자연산을 구해서 먹는 것이 좋다.

5. 코코넛 오일

코코넛 오일 속에는 라우익산과 같은 중사슬 포화지방산(MCT)이 주된 성분으로 들어 있다. 몸 안으로 쉽게 흡수되어 바로 에너지원으로 사용되기 때문에 세포의 대사율을 증가시켜 주고 갑상선 호르몬의 작용에도 도움을 준다. 또한 체지방을 연소시켜 체중을 감량하는데도 효과적이다.

코코넛 오일은 몸속의 다중불포화지방산을 대체시켜 혈중 결합 단백질의 상태를 보다 자유롭게 만들어줌으로써 갑상선 호르몬의 이동을 도와주고 세포막에서도 갑상선 수용체 속 다중불포화지방산을 대체시켜 T3가 더 잘 결합되게 하고 수용체의 수도 늘려주는 역할을 한다.

유기농 익스트라버진 코코넛 오일이 좋다.

6. 오렌지 같은 과일

갑상선 기능저하증 환자들은 혈당이 쉽게 저하되는 경향을 가지고 있다. 그럴 경우 스트레스 호르몬이 분비되어 혈액 분포를 사지에서 내장 쪽으로 이동하게 만들기 때문에 손발이 차가워지고 추위를 느끼게 된다.

스트레스 호르몬은 혈당이 떨어진 위기 상황에서 근육 조직을 분해시켜 가면서까지 우리 몸을 구하기 위해 작용하는 호르몬이지만 한편으로는 갑상선 기능을 억제시킨다는 부작용도 일으킨다. 그러기 때문에 일단 몸에 빨리 당분을 공급해 주는 것이 필요하다. 이때 이왕이면 갑상선 호르몬을 활성형으로 전환시키는 간에서 빨리 사용될 수 있는 당분을 공급해 주는 것이 훨씬 유리하다. 그것이 바로 과일 속의 과당이다.

다른 과일에는 전분도 많이 들어 있으나 오렌지 속에는 전분이 없기 때문에 이런 목적으로 사용하기에 적합한 과일이라고 할 수 있다. 또한 오렌지 속에는 포태슘, 마그네슘 같이 혈당을 조절하는 데 도움을 주는 전해질이 들어 있다. 그래서 당뇨 환자에서도 도움이 되는 식품이다.

오렌지 주스를 만들어 섬유질은 제거하고 즙만 마시면 좋다. 만약 오렌지가 너무 시기 때문에 이를 안 좋아하는 사람은 약간의 베이킹소다를 첨가하여 이를 중화시키면 신 맛을 없앰과 동시에 몸 안에서 이산화탄소의 레벨을 증가시켜 대사율을 올려주는 효과도 얻을 수 있다. (참고 : 갑상선 기능저하증에서는 혈중 이산화탄소 레벨이 낮은 특징을 가지고 있다. 이로 인해 대사율이 보통보다 떨어진 상태로 있게 된다.)

만약 스트레스 호르몬 레벨까지 낮추고자 한다면 오렌지 주스 속에 약간의 소금(나트륨)을 첨가시켜 주면 두 가지 목적을 다 달성할 수 있다. (참고 : 오렌지 주스를 구할 수 없는 경우에는 수정과 또는 효소 발효액을 사용해도 된다.)

7. 호박(+ 토마토)

역시 혈당을 안정되게 조절하기 위해 사용할 수 있는 음식으로 찐 호박이 있다. 호박 속에는 비타민 A(베타카로틴), B, C 등이 풍부하여 갑상선 호르몬의 작용을 도와주고 비타민 E가 들어 있어 불포화지방산의 산화로 인한 피해를 막아주는데 효과가 있다. 또한 식이섬유는 과도한 에스트로젠과 다른 독소들의 배출을 도와준다.

호박을 쪄서 껍질을 벗겨내고 그냥 먹어도 되고 이를 믹서에 넣고 갈아 주스를 만들어 먹어도 된다. 이 때 필요하면 토마토를 같이 넣고 갈아서 주스를 만들어 마실 수도 좋다. 혈당을 빨리 올리기 위해서는 여기에 설탕을 첨가 할 수도 있고 스트레스 호르몬을 낮추기 위해서는 소금을 넣을 수도 있다.

특히 출출하거나 밤에 잠에서 깨어났을 경우 옆에 준비해두고 있다가 식은 상태로도 바로 먹을 수 있기 때문에 유용하다.

단 맛이 나면서도 칼로리는 높지 않아 자주 먹어도 체중 증가를 크게 걱정할 필요가 없다.

8. 생당근

채소가 소화가 잘되기 위해서는 열을 가해 익혀 먹는 것이 좋다. 그러나 생 당근은 예외다.

생 당근은 항균과 항진균 효과를 얻기 위해 사용한다. 그래서 본 프로그램을 시작할 때에는 가능한 매일 섭취하도록 권하고 있다. 그래야만 위장관 내에서 잘못된 세균 균형을 바로 잡는데 도움을 주고 위장관 내에서 에스트로젠의 재흡수를 막아주는 역할을 기대할 수 있다.

당근을 잘게 썬은 뒤 코코넛 오일, 올리브 오일, 사과 식초를 넣고 버무린다. 나중에 맛을 내기 위해 소금을 첨가하고 좀 더 버무린 다음 먹으면 된다.

죽순도 이와 비슷한 목적으로 사용할 수 있다.

참고적으로 당근이 다른 중요 영양소들의 흡수를 방해하지 않도록 이것만 단독으로 먹는 것이 좋다.

9. 커피

적당한 카페인은 세포가 갑상선 호르몬에 잘 반응하도록 도와주는 작용을 하기 때문에 갑상선 기능저하증에 많은 도움을 줄 수 있다. 다시 말해 세포가 갑상선 호르몬을 보다 효과적으로 사용하여 에너지 생산과 대사를 증진시킬 수 있도록 도와준다는 뜻이다. 또한 커피 속에는 비타민 B와 마그네슘도 들어 있다. 이들도 역시 갑상선 기능을 증진시키는데 많은 도움을 주는 영양소들이다.

중요한 점은 커피를 먹는 방식에 있는 것이 아니라 갑상선을 자극하기 위해 커피를 사용한다는 데 있다. 그런 점에서 커피를 단독으로 마시는 것은 좋지 않다. 반드시 영양가 있는 음식과 함께 마심으로써 갑상선 기능을 끌어올리는데 도움이 되도록 먹어야 한다.

그런데 여기에 개인별 차이가 존재한다. 어느 사람은 한 번에 한 잔의 커피를 마실 수 있지만 다른 사람은 한 번에 2 순갈 분량의 커피 밖에 마실 수 없다. 이렇게 커피를 마실 수 없는 사람은(카페인에 매우 민감한 사람으로) 커피를 마심으로써 오히려 혈당 문제가 발생하고(저혈당) 반작용으로 갑상선 기능이 억제되기 때문에 **이런 경우에는 영양가 풍부한 음식과 함께 조금씩만 먹어야 한다.**

또한 아드레날린이 증가되어 있는 사람은 커피를 마시면 맥박수가 더 증가하고 손발이 떨리고 불안감이 더 증가할 수 있다. 그러므로 이런 사람에게도 커피가 기존의 상태를 더욱 악화시킬 수 있으므로 주의해서 그 반응을 보고 먹도록 해야 한다. 따라서 커피가 모든 사람에게 도움이 된다고 일률적으로 말할 수 없다는 점을 반드시 기억해 주길 바란다. 그리고 그 양도 개인별 차이가 있음을 명심해야 한다.

일단 커피를 마실 경우에는 이로 인해 밤에 잠을 자는데 지장을 줄 정도로 마시면 안 된다. 그 정도까지 커피를 사용하여 갑상선을 자극할 필요는 없는 것이다. 그리고 커피를 먹을 때 절대 단독으로 마시지 말고 반드시 식사와 함께 먹는 것이 좋고 갑상선에 나쁜 부작용(예 : 저혈당)이 발생하지 않도록 천천히 흡수되게 우유나 크리머와 같이 혼합해서 먹는 것이 좋다. 또한 특별한 가미를 하지 않은 정규 레귤러 커피를 마시는 것이 좋다. 가미된 커피는 때론 위장관을 자극할 수 있기 때문이다.

처음에는 하루에 아침 식사 때 크리머나 설탕을 넣어 1~2 숟갈 분량 정도로만 마신다. 그 이후에 조금씩 분양을 늘려 원하는 에너지 레벨을 얻을 때까지 그 양을 늘려간다.

[참고] 카페인이 함유된 차

카페인이 함유된 차도 세포가 갑상선 호르몬을 이용하는 효율을 증가시켜 주기 때문에 커피와 비슷한 효과를 가져다준다.

사용 방법은 커피와 동일하다. 차 역시 균형잡힌 식사와 함께 마시는 것이 좋고 갑상선을 최대로 자극하기 위해서는 크리머, 설탕과 함께 먹는 것이 좋다.

10. 소금

소금에 대해 부정적인 내용을 들은 적이 있다면 지금 이 순간부터 잊어버려라. 의학계에서 소금이 특히 나트륨이 부종과 고혈압을 일으킨다고 주장하는데 이는 아주 잘못된 의견이다. 오히려 소금을 제한하는 것이 사망률을 증가시키고 심장 관련 합병증의 발생 위험을 높여준다. 소금을 줄임으로써 약간의 혈압 수치가 내려가는 일은 있을 수 있지만 이것이 전체 사망률에 미치는 영향은 거의 없다. 소금 섭취를 제한하게 되면 다음과 같은 증상들이 나타날 수 있다.

- 갑상선 기능저하증과 대사율 저하
- 체지방 증가와 지방 저장 효소의 증가
- 수분 저류와 부종
- 고혈압
- 신장 질환
- 심부전증과 심장의 섬유화
- 임신중독증, 임신성 고혈압
- 스트레스 호르몬 생산 증가

갑상선 기능저하증이 되면 소변을 통해 나트륨을 쉽게 잃어버리게 된다. 그러므로 적절한 균형을 유지하기 위해서는 이렇게 잃어버린 나트륨을 보충해 주는 것이 필요하다. 이 말은 갑상선 기능저하증 환자인 경우 정상인보다 더 많은 소금을 섭취해야 함을 의미한다.

소금은 스트레스 호르몬을 조절하는데 꼭 필요하다. 가장 뚜렷한 것이 아드레날린으로 이것이 증가하면 수면 장애를 일으키게 된다. 이런 경우 단순히 소금 섭취를 증가시키는 것만으로 수면의 질을 높일 수 있다.

의료계에서는 상처를 치료할 때는 물론 쇼크와 손상으로 인한 스트레스를 치료하기 위해서도 고농도 염분 수액을 사용하고 있다. 이 때 높은 나트륨 농도가 쇼크를 일으키는 급성 호르몬 스트레스를 억제시키는 역할을 한다. 매일 소금 섭취를 조금씩 늘려 가는 연습을 해보라. 먹는 음식과 물, 주스 등에 하루에 소금 1차숟갈 정도를 추가로 넣는 훈련을 해보라.

이 때 사용하는 소금은 가능한 요오드, 방부제가 없는 천일염이나 히말라야 암염 등을 사용한다. 요오드가 첨가된 소금은 요오드 소비를 과도하게 증가시키므로 절대 사용하지 말아야 한다.

[참고] 갑상선종을 유발하는 식품들(goitrogens)

다음은 갑상선 기능을 저하시킨다고 알려진 식품들이다.

대부분 갑상선 샘 조직으로 요오드가 흡수되는 것을 방해하거나 갑상선 호르몬을 만드는데 필요한 효소인 TPO(thyroid peroxidase)를 방해하거나 또는 이에 대한 항체를 만들도록 유도하는 작용을 통해 갑상선 기능을 저하시키는 작용을 하는 식품들이다.

여러분이 생각하는 것보다 많은 식품이 여기에 속하므로 갑상선 기능저하증 환자들은 이들을 잘 숙지하여 두는 것이 갑상선 관리에 도움이 된다.

그러나 이런 식품들도 잘 익혀서 먹거나 발효시켜서 먹으면 갑상선 기능을 억제시키는 성분들이 분해되어 사라지기 때문에 갑상선 기능저하증 환자들도 어느 정도 먹을 수 있다.

알팔파(Alfalfa)	아르굴라(Arugula)	
복초이(Bok choy)	브로컬리(Broccoli)	브로콜리니(Broccolini)
브루셀 스프라우트(Brussels sprouts)	카사바(Cassava)	양배추(Cabbage)
카놀라유(Canola oil)	컬리플라워(Cauliflower)	중국양배추(Chinese cabbage)
채심(Choy sum)	콜라드 잎(Collard greens)	무(Daikon)
아마씨(Flax seed)	서양고추냉이(Horseradish)	카이란 [Kai-lan (Chinese broccoli)]
케일(Kale)	콜라비(Kohlrabi)	마카(Maca)
수수(Millet)	경수채 [Mizuna (Japanese greens)]	겨자잎(Mustard greens)
복숭아(Peaches)	땅콩(Peanuts)	배(Pears)
잣(Pine nuts)	빨간무(Radishes)	라피니(Rapini)
루타바가(Rutabagas)	두유(Soy milk)	대두콩 [Soy (beans, soy lecithin)]
두부(Tofu)	시금치(Spinach)	알팔파, 브로컬리 새싹 (Sprouts, alfalfa or broccoli)
딸기(Strawberries)	고구마(Sweet potatoes)	스위스 차드(Swiss Chard)
다채(Tatsoi)	튜닙(Turnips)	물냉이(Watercress)

제12장 양생 갑상선 기능회복 프로그램 중 호르몬 보충 플랜

갑상선 기능저하증이라고 하면 의사나 환자 모두 갑상선 샘 조직과 갑상선 호르몬에만 신경을 쓰고 있다. 이것이 현재 우리 현대 의학계가 갑상선 기능저하증 환자를 대하는 기본 태도다. 그러나 갑상선 기능저하증에 기여하고 이에 영향을 주는 많은 요인들과 다른 호르몬들도 있다. 그 중 대표적인 것이 부신에서 생산되는 스트레스 호르몬들이다. 따라서 부신 기능은 갑상선 기능에 많은 영향을 주고 또한 반대로 많은 영향도 받고 있다. 그런데도 이를 무시하고 갑상선 호르몬만 생각하는 태도는 자칫 문제 해결의 핵심을 빠뜨릴 소지가 많다. 그래서 이런 점들까지 충분히 고려해서 갑상선 기능저하증 환자의 문제를 포괄적으로 해결하려는 넓은 시야를 가져야만 한다.

호르몬의 역할 : 보호 작용

몸에서는 여러 종류의 호르몬들이 생산된다. 이중에는 스트레스에 대항하기 위해 만들어지는 호르몬도 있고 세포에서 에너지를 생산하게 만드는 작용을 하는 호르몬도 있다. 또한 성장과 생식 기능을 담당하는 호르몬도 있다. 이들은 각자 서로 다른 환경적 스트레스에 대응하여 몸이 거기에 맞춰 적응하도록 도와주는 작용을 한다. 만약에 몸이 큰 스트레스에 직면하였는데 이런 호르몬들의 작용이 없다고 한다면 우리는 어떻게 될까? 아마도 대부분 그런 상황에 적절히 대응하지 못해 생존하기 힘들게 될 것이다.

그러므로 호르몬의 주된 작용은 우선 몸을 보호하는 작용을 한다는 점을 알 수 있다. 이들을 좀 더 자세히 살펴보면

1. 이들은 혈당이 너무 떨어지는 것을 방지시켜 주는 작용을 한다. 혈당이 떨어진다는 것은 뇌가 사용할 연료가 바닥이 났다는 것을 의미한다. 그래서 몸은 이를 위기 상황으로 인식하게 된다. 왜냐하면 혈당이 너무 떨어지면 의식을 잃을 수도 있기 때문이다.

2. 호르몬은 너무 많은 소금(나트륨)이 몸 밖으로 빠져 나가지 못하도록 막아주는 역할을 한다. 그래서 혈액량이 유지되어 순환이 계속되게 도와주는 작용을 한다. 만약 이런 일이 일어나지 않는다고 하면 쉽게 쇼크 상태에 빠지게 될 것이다.

3. 호르몬은 너무 많은 칼슘이 혈액 속으로 방출되는 것을 막아준다. 그래서 뼈와 치아의 건강을 유지시켜주는 것은 물론이고 전신 건강을 균형 있게 잘 유지하는데도 도움을 준다.

4. 호르몬은 세포들이 연료를 사용하여 적절한 양의 에너지와 이산화탄소, 물을 생산하도록 돕는 역할을 한다. 그래서 세포가 손상을 받지 않고 암과 같은 변화가 일어나지 않게 방어해 주는 작용을 한다.

그러나 본래 이렇게 보호작용을 하는 호르몬들도 일부는 너무 지나치면 몸에 손상을 입히는 부작용을 발생시킬 수 있다. 그래서 **과유불급**이란 말이 그대로 적용된다.

그래서 나는 호르몬을 다음과 같이 두 그룹으로 나눠 보았다.
1. 부작용 없이 계속 높은 보호 작용을 하는 호르몬들
2. 일시적으로 보호 작용을 하지만 장기적으로 지나치면 부작용을 야기시킬 수 있는 호르몬들

아주 높은 보호 작용을 하는 호르몬들은 본래 그들의 작용을 하는 것 이외에 일시적으로도 다른 호르몬들과의 균형을 통해서 장기적으로 부작용이 생기지 않도록 막아주는 역할도 한다. 반면, 일시적으로 보호 작용을 하는 호르몬들은 특별히 단기간 동안만 그 목적을 수행한다. 대신에 이들이 너무 많이 생산되면 갑상선 기능을 억제시키는 부작용 등을 야기시킬 수 있기 때문에 도리어 문제가 될 수 있다.

계속 높은 보호 작용을 하는 호르몬과 그들의 역할

이 그룹에 속하는 호르몬으로는 갑상선 호르몬, 프레그네놀론, 프로제스테론 등이 있다. 이들은 갑상선 기능저하증 환자를 보호하는 작용을 하고 특별한 부작용을 일으키지 않는 것들이다.

갑상선 호르몬

갑상선 호르몬들 중에 특히 T3는 세포가 에너지를 생산하도록 자극하고 세포가 최적의 이완 상태에 있도록 만들어 주기 때문에 아주 좋은 작용을 하는 보호 호르몬이라 할 수 있다. 특히 당분과 함께 있으면 갑상선 기능저하증으로 인해 잔뜩 스트레스를 받고 있는 대사 문제를 다시 재설정할 수 있도록 도와주는 작용을 한다. 그래서 대사 속도를 다시 건강한 상태로 회복시켜 주는 작용을 하기 때문에 매우 유용한 호르몬이라 할 수 있다.

게다가 갑상선 호르몬은 다른 여러 유익한 작용 효과도 가지고 있다. 예를 들어 다른 보호 작용을 하는 호르몬인 프레그네놀론 같은 호르몬들이 많이 생산되도록 도와주는 작용도 한다. 또한 비타민 D와 주요 소화 효소들이 생산되도록 돕는 작용도 한다. 그리고 간으로 하여금 필요한 당분을 저장할 수 있게 만들어 줌으로써 혈당 균형을 유지할 수 있게 도와주는 작용도 한다. 이런 작용들이 모두 갑상선 기능저하증을 극복하는데 도움을 주는 요소들이기 때문에 매우 중요한 작용들이라고 할 수 있다. 그래서 갑상선 호르몬을 생리적 레벨까지 올려주면 앞서 제2장에서 언급한 갑상선 기능저하증의 모든 증상들이 호전될 수 있다.

프레그네놀론

프레그네놀론은 스테로이드 호르몬의 전구물질로 몸에서 여러 보호 작용을 하는 것으로 잘 알려져 있다. 각종 스트레스, 에너지 부족, 에스트로젠 과다, 중금속, 산소 부족 등과 같은 여러 위험 요인들로부터 뇌 조직의 신경세포들을 보호하는데 매우 중요한 역할을 한다. 또한 프레그네놀론은 스트레스 호르몬인 코티졸이 과다하게 생성되는 것을 막아주고 코티졸의 여러 가지 부정적인 효과들을 상쇄시켜 주는 작용도 한다.

프레그네놀론의 보호 작용 효과는 다음 표에 요약되어 있다.

프레그네놀론의 유익한 보호 작용 효과		
갑상선과 기타 분비 샘들의 기능 향상	스트레스로부터 보호해주는 작용을 한다.	에스트로젠과 관련된 종양 발생을 막아준다.
자연적인 호르몬들의 불균형으로부터 보호하는 작용	뇌세포가 피로에 의해 손상 받는 것을 보호해 준다.	기억력을 증진시켜 준다.
관절염에서 관절 움직임을 증가시켜 준다.	피부 순환을 개선시켜 얼굴 리프팅 효과를 나타내 준다.	전반적으로 일의 수행 능력을 증가시켜 준다.
시력을 개선시켜 준다.	기분을 밝게 해준다.	감정적으로는 진정 효과를 나타낸다.
프레그네놀론을 생산하는 부신의 능력을 개선시켜 준다.	유섬유종(자궁근종)으로부터 보호해준다.	폐의 탄력성을 증가시켜 준다.

프로제스테론

원래 프로제스테론의 핵심 역할은 임신 중에 산모와 태아의 건강을 지키고 보호해 주는 것이다. 그러나 실제로 프로제스테론은 이보다 더 많은 일을 한다.

면역 시스템의 사령탑이라 할 수 있는 흉선을 보호하는 아주 중요한 역할을 하며 정신 건강을 개선시켜 주고 뇌, 심장, 기타 장기들이 손상 받지 않도록 보호해 주는 작용도 한다. 그러나 이보다 더 중요한 작용은 에스트로젠과 코티졸의 부정적인 부작용 효과로부터 우리 몸을 보호해 주는 작용이라 할 수 있다.

다음 표는 프로제스테론의 유익한 보호 효과를 정리한 것이다.

프로제스테론의 유익한 보호 작용 효과		
갑상선의 정상 기능을 회복시켜준다.	월경전 긴장증후군(PMS)의 증상들을 완화시켜 준다.	폐경 전후 증상들을 완화시켜 준다.
몇 가지 암을 치료하는데 사용된다.	불안을 완화시켜 준다.	기억력을 증가시켜 준다.
불면증을 개선시켜 준다.	간질성 경련을 예방하여 준다.	호흡을 개선시켜 준다.
뇌세포들을 보호하여 준다.	피부 노화의 많은 신호들을 역전시켜 준다.	건강한 뼈 성장을 촉진시켜 준다.
하지정맥류를 예방하여 준다.	면역 기능을 개선시켜 준다.	심장의 효율성을 증가시켜 준다.
여러 형태의 관절염을 완화시켜 준다.	에스트로젠의 독성 효과로부터 보호해 준다.	세포의 에너지 생산을 증가시켜 준다.
다중불포화지방산의 효과로부터 보호해 주는 작용을 한다.	심장 박동을 강화시켜 준다.	신경시스템의 수리를 촉진시켜 준다.
부종과 수분 저류를 감소시켜준다.	지방분해를 억제시킨다.	프로스타글란딘의 형성을 억제시킨다.
세포의 흥분성 독성 반응을 막아준다.		

어떻게 갑상선 기능저하증이 보호 작용을 하는 유익한 호르몬 레벨을 낮추는가?

갑상선 기능저하증이 생기게 되면 몸에서 자연적으로 보호 작용을 하는 호르몬들의 생산이 억제된다.

몸은 자연적인 호르몬 균형을 맞추기 위해 스스로 보호 작용 호르몬들을 생산해 내야 한다. 그러나 이를 위해 몇 가지 주요 영양소들이 필요한데 만약 이런 영양소들을 얻지 못할 경우에는 보호 작용을 하는 호르몬들을 만들어 내지 못하게 되고 그 결과로 몸은 건강을 상실할 수밖에 없다.

다음 그림은 보호 작용을 하는 호르몬들을 만들어 내는데 필요한 주요 영양소들을 보여주고 있다. 이 그림에서 알 수 있듯이 프레그네놀론이란 전구물질을 만들어 내기 위해서는 **콜레스테롤, 갑상선 호르몬, 비타민 A와 B** 가 필요하다. 일단 프레그네놀론이 만들어지면 이것으로부터 여러 다른 스테로이드 호르몬들이 만들어진다. 프레그네놀론은 프로제스테론과 DHEA란 두 가지 주요 보호 작용을 하는 호르몬을 만드는 기반을 제공한다.

그런데 갑상선 기능이 저하되면 몸에서 적절한 양의 갑상선 호르몬을 생산할 수 없기 때문에 프레그네놀론을 만들어 내는데 필요한 주요 영양소 중 하나가 빠진 셈이 된다. 그래서 충분한 양의 프레그네놀론이 만들어지지 못하게 되어 그 후속으로 만들어지는 프로제스테론과 DHEA의 생산에도 차질을 빚게 된다. 이런 점을 봐도 갑상선 기능은 단순히 대사와 에너지 레벨을 관장하는 기능만 있는 것이 아니라 우리 몸의 중요한 호르몬 균형을 맞춰주는 기능도 하고 있음을 알 수 있다.

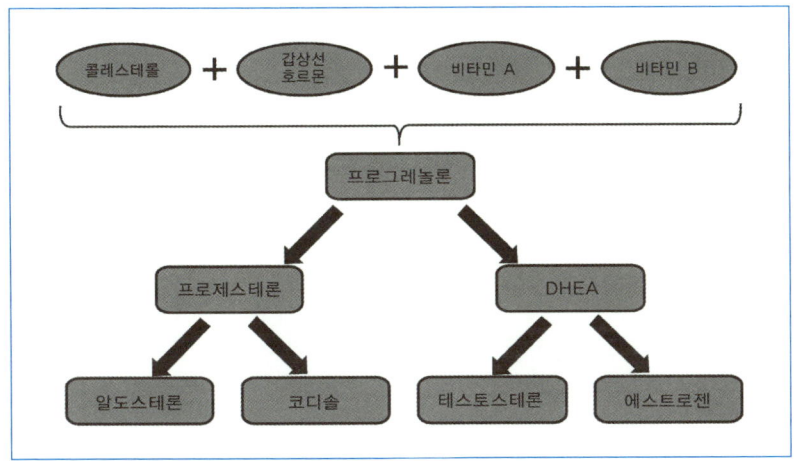

그림 4 ▎스테로이드 호르몬의 합성 과정

콜레스테롤

콜레스테롤은 적절한 호르몬 생산을 위해 꼭 필요한 주요 영양소 중 하나다. 활성형 갑상선 호르몬인 T3가 부족할 때 몸에서는 프레그네놀론이란 전구 물질을 만들어 내지 못한다고 말했다. 그러면 이 물질의 원료가 되는 콜레스테롤이 몸 안에서 이용되지 못하고 축적되게 된다. 그래서 갑상선 호르몬이 이를 사용하여 프레그네놀론을 만들 때까지 대기하고 있는 상태가 된다. 따라서 갑상선 기능저하증이 있는 경우에는 혈중 콜레스테롤 레벨이 증가하게 되는 것이다.

1940년대 이전에는 각종 연구에서 인간과 동물에서 콜레스테롤 레벨이 높은 원인으로 갑상선 기능저하증이 가장 대표적인 것이었고 갑상선 기능저하증은 심장병과 암 발생 원인이 된다고 알려져 있었다. 다른 각종 연구에서도 나쁜 콜레스테롤은 갑상선 기능과 직접 관련되어 있는 것으로 밝혀져 있었다. 다시 말해 갑상선 기능이 낮아질수록 콜레스테롤 레벨은 더 높이 올라가는 것이 잘 알려진 사실이었던 것이다. 그래서 콜레스테롤 레벨을 낮추기 위해서는 무엇보다 먼저 갑상선 기능을 증대시키는 것이 중요하다는 점을 그 당시 의사들은 잘 알고 있었다. 그래서 그 당시 의료계에서는 갑상선 기능저하증을 진단하는 가장 믿을만한 지표 중 하나로 혈중 콜레스테롤 레벨을 사용하기도 했었다.

그런데 지난 30년 동안 이런 엄연한 관계를 무시하고 자꾸 콜레스테롤 문제를 다른 방향으로 끌고 가려는 시도가 일어났다. 그래서 우리가 잠시 콜레스테롤의 증가를 수치만 보고 그 이면을 바라보지 못하는 실수를 범하게 된 것이다. 나의 다른 저서인 "콜레스테롤과 포화지방에 대한 오해풀기"에서도 언급했지만 콜레스테롤 수치 그 자체는 아무런 의미가 없다. 그래서 이를 약물로만 낮추려고 시도하는 자체가 대단히 잘못된 것이다. 이제 우리는 콜레스테롤 수치가 증가되어 있으면 그것이 왜 그렇게 증가되었는지를 파악하는데 더 많은 신경을 써야 한다.

콜레스테롤의 증가는
- 갑상선 기능저하증으로 올 수 있다.

- 인슐린 분비를 자극하는 요인에 의해 올 수 있다.
- 여성의 경우 폐경이후 증가할 수 있다.
- 만성 스트레스로 인해 올 수 있다.
- 몸 속 염증이 있을 때 증가한다.
- 간과 담낭기능이 저하되어 있을 때 증가한다.

반대로 콜레스테롤 레벨이 너무 많이 떨어지면 암과 자살 같은 이유로 전체적인 사망률이 증가한다. 그래서 오늘날 현대 의학이 무조건 콜레스테롤 수치를 낮추려고만 하는 것이 자칫 갑상선 기능을 추가로 저하시켜 갑상선 기능저하증을 더욱 고착화시킬 우려가 있다는 점을 지적해 주고 싶다. 그러므로 콜레스테롤 레벨을 낮추려는 시도는 항상 신중하게 결정해야 한다.

에스트로젠, 프로제스테론과 갑상선 기능저하증

갑상선 기능저하증과 에스트로젠, 프로제스테론 같은 여성 호르몬의 균형 사이에도 분명한 상관관계가 있다. 일반적으로 여자들이 남자들에 비해 에스트로젠 레벨이 높다. 이런 이유 때문에 갑상선 기능저하증도 남자들에 비해 여자들에 많이 발생한다.

그렇지만 남자들도 얼마든지 에스트로젠 레벨이 올라갈 수 있으며 오늘날에는 남자들 사이에서도 이처럼 에스트로젠 레벨이 높은 사람들을 흔히 볼 수 있다.

에스트로젠은 여성 호르몬으로서의 역할 말고도 남녀 모두에서

스테로이드 호르몬으로 여러 작용도 하고 있다. 혈액 속 지방산 농도에도 영향을 미치고 효소 생산, 수분 저류, 칼슘 유지 등의 작용에도 관여한다. 남자에서는 정자를 성숙시키는 역할도 한다.

젊은 여성에서는 유방을 포함하여 여성으로서의 이차 성징이 나타나는 사춘기 이후에 에스트로젠 레벨이 크게 증가한다. 남녀 모두에서 에스트로젠이 나름대로 고유의 목적을 잘 수행하고 있지만 이런 에스트로젠이 너무 과도하게 많아질 경우에는 여러 가지 부정적인 부작용을 양산하게 된다. 그런 부작용 중에 가장 대표적인 것이 바로 갑상선 기능을 억제시키는 것이다.

한편, 프로제스테론은 이런 에스트로젠의 효과를 막아주면서 호르몬 균형을 달성시키고 에스트로젠의 부정적인 효과들을 상쇄시켜 주는 보호 작용을 한다. 그래서 프로제스테론은 에스트로젠과 길항적인 관계에 있고 갑상선 기능도 보호하고 지원하는 관계에 있다.

갑상선 기능저하증과 에스트로젠 과다 싸이클

활성형 갑상선 호르몬인 T3 없이 간은 에스트로젠을 적절히 해독시킬 수 없다. 그래서 갑상선 기능저하증이 되면 몸속에 에스트로젠 레벨이 증가하여 과도한 상태가 된다.

이런 에스트로젠 우세 현상은 갑상선 기능을 억제시켜서 갑상선 호르몬을 갑상선 샘 조직으로부터 방출시키는 것은 물론이고 간에서 불활성형 T4를 활성형 T3로 전환시키는 것도 방해한다. 이것은 갑상선 기능저하증과 과도한 에스트로젠이 몸에 축적되는 관계가 악순환처럼 반복되는 상황을 만들어 버리기 때문에 큰 문젯거리가 된다.

일단 이런 악순환의 고리가 형성되면 그것을 깨고 정상적인 호르몬 균형을 다시 복원시키기가 여간 어려운 것이 아니다. 이 문제를 풀기 위해서는 먼저 과도한 에스트로젠 문제를 바로잡아 주어야 한다. 그렇지 않으면 에스트로젠 과다로 인해 갑상선 기능저하증이 계속 될 것이기 때문에 이 싸이클부터 깨부수는 것이 필요하다.

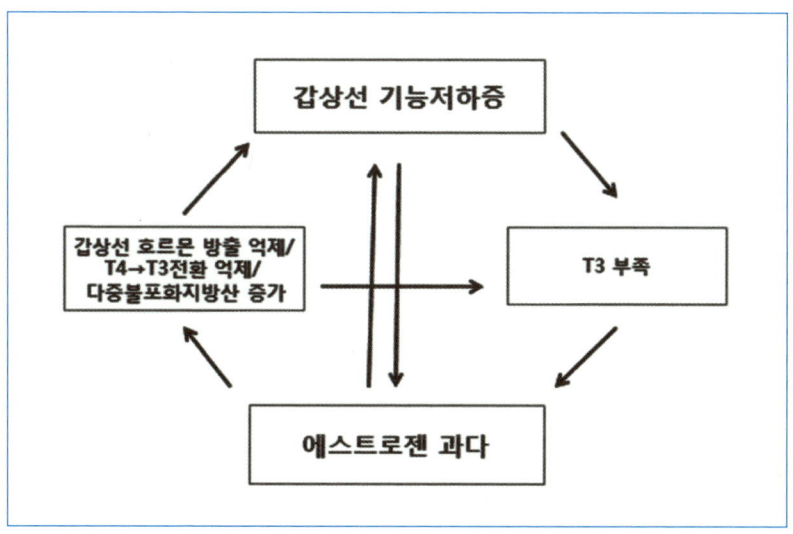

그림 5 ▌ 갑상선 기능저하증과 에스트로젠 우세와의 악순환 관계

에스트로젠 과다로 인한 이차적인 영향들

에스트로젠은 갑상선 기능을 억제시키는 작용을 한다. 이것이 에스트로젠의 주요 일차 효과라고 한다면 다음 표에 나오는 여러 증상들은 에스트로젠이 일으키는 부정적인 이차 효과라고 할 수 있다.

에스트로젠 과다의 효과		
골다공증	간 질환	기형아 출산
골감소증	신장 질환	심장 부정맥
퇴행성 관절염	연부조직의 석회화	지방 저장량의 증가
혈액 응고 문제	중성지방의 증가	섬유화
대사 감소	혈중 다중불포화지방산 증가	부종과 수분 저류
종양과 암, 특히 유방암	당뇨 발생의 소인	하지정맥류
월경전 긴장증후군(PMS)	불임과 유산	자유기 손상
심장 효율성 감소	우울증	성조숙증
스트레스 호르몬 증가	식품 알레르기에 걸릴 가능성 증가	각종 면역질환에 걸릴 가능성 증가
	수명 감소	

에스트로젠 과다의 원인들

에스트로젠 과다를 일으키는 원인에는 여러 가지가 있다. 때론 갑상선 기능저하증도 에스트로젠 과다를 일으키는 요인이 될 수 있다. 반대로 많은 여성들 중에 사춘기 이후 에스트로젠 과다가 갑상선 기능저하증을 일으키는 첫 요인이 되는 경우도 있다. 그래서 이 두 가지는 어느 것이든 먼저 시작하면 다른 것을 유발시킬 수 있는 그런 관계를 이루고 있다. 그래서 닭이 먼저냐 달걀이 먼저냐의 논쟁처럼 어느 것이든 서로에게 영향을 주는 관계라고 할 수 있다.

  단백질이 부족한 식사를 하게 되면 에스트로젠 과다 현상이 생길 수 있다. 그 이유는 간에서 에스트로젠을 분해시켜야 하는데 단백질이 부족하면 간에서 이 기능을 제대로 할 수 없어서 에스트로젠 과다가 되는 것이다. 또한 식사 중에 대두콩과 같은 콩과 식품들을 많이 섭취하면 에스트로젠 과다가 될 수 있다. 이런 콩과 식품들 속에는 에스트로젠 물질들이 들어 있기 때문에 그렇고 또 최근에는 이런 식품에 묻어 있는 농약이나 살충제, 제초제들이 유사 에스트로젠 성격을 띠고 있기 때문에 그렇다.

  현대인들은 식사를 통해 식물성 식용유를 많이 먹고 있는데 이 속에 다중불포화지방산이 많이 포함되어 있다. 다중불포화지방산은 에스트로젠 과다를 일으키는 동력이 된다. 그래서 이것이 혈중 에스트로젠 레벨을 올리고 에스트로젠이 다시 다중불포화지방산을 혈액 속으로 끌어 모으는 악순환의 고리를 형성하게 만든다. 따라서 이런 악순환 고리를 끊기 위해서는 **식단 속에서 포함된 다중불포화지방산의 섭취를 철저히 배제시켜야만 한다.**

  이 밖에 우리 주변 환경 속에 환경호르몬 물질로 **제노에스트로젠**(xenoestrogen)이라고 하는 화학물질들이 많이 존재하는 것도 에스트로젠 과다의 원인이 되고 있다. 혹자는 이런 에스트로젠성 화학물질들이 강한 에스트로젠 작용을 하지 못하므로 그리 큰 영향을 미치지는 못한다고 주장하지만 우리 주변에서 이런 물질들을 너무나도 많고 흔히 접할 수 있기 때문에 소량이라도 계속 몸 안에 축적되면 상당한 영향을 미칠 수 있을 정도가 된다. 그러므로 평소에도 이런 물질들을 멀리할 필요가 있다. 이처럼 오늘날 우리 현대인들이 살고 있는 산업 사회는 사람들이 매일 에스트로젠성 물질들과 접촉하며 사는 위험한 상황이라 할 수 있다.

또한 병원에서 처방하는 많은 약물들도 몸에 들어가 에스트로젠성 작용을 한다. 특히 젊은 여성들이 많이 복용하는 피임약의 경우 어느 정도 기간 동안 지속적으로 사용하다 보면 에스트로젠 과다를 만들게 된다. 마찬가지로 여드름을 치료하려고 먹는 약물 역시 이런 에스트로젠성 물질이기 때문에 과다하게 복용할 경우 에스트로젠 과다가 될 수 있다. **에스트로젠 과다는 갑상선 기능을 저하시키고 면역시스템에 혼란을 주어 자가면역성 질환이 발생할 위험성을 증가시켜 주기 때문에 항상 주의해야 한다. 특히 젊은 여성들은 이 점을 명심해 둘 필요가 있다.**

에스트로젠 과다가 이렇게 문제가 되고 있는 상황인데도 아직도 많은 의사들이 여성들에게 에스트로젠을 포함하는 호르몬 보충요법을 권하고 있다. 더구나 합성 에스트로젠을 사용하고 있어 각종 합병증과 사망률을 증가시킬 위험을 제공하고 있다. 그러므로 여성들은 이런 점에 주의하고 무조건 에스트로젠이 좋다고 생각하는 단순한 생각에서 벗어나야 한다. 오늘날 현대 사회에서 여성들의 유방암, 자궁근종 등과 같은 질환들이 늘어나고 있는 것은 바로 이런 에스트로젠 과다의 현실을 보여주는 극명한 예라 할 수 있다. 이런 질환들은 본 양생 프로그램이 권하는 "몸속 대청소" 프로그램을 통해 얼마든지 예방하고 치료할 수 있다.

우리 현대인들의 식생활과 주변 환경이 이렇게 변하다 보니 최근에는 남자들 사이에서도 에스트로젠 과다 현상이 자주 목격되고 있다. 그래서 나는 현 시대가 수컷들이 수난 받는 시대라고 생각한다.

프로제스테론 부족

프로제스테론은 에스트로젠과 균형을 이루며 에스트로젠의 부정적인 효과들을 상쇄시켜 주는 작용을 한다. 이를 위해 에스트로젠과 일정 비율로 균형을 이루고 있어야 한다.

그러나 에스트로젠 과다가 흔한 세상이고 또 오랜 기간 에스트로젠과 대립하며 그것의 부작용을 막아내기 위해 버텨오다 보니 나중에는 만성 스트레스로 인해 프로제스테론 레벨이 상대적으로 많이 저하되는 그런 상황을 맞이하게 되는 경우가 많다. 앞서 말했듯이 스테로이드 호르몬 생성 경로를 보면 프로제스테론은 스트레스 호르몬인 코티졸보다 전 단계에서 만들어지는 호르몬이라서 스트레스가 많은 상황에 처하게 되면 프로제스테론이 상당 부분 코티졸로 전환되기 때문에 더욱 부족해질 수밖에 없다.

스트레스로 인해 프로제스테론이 부족하게 되면 에스트로젠 레벨이 높지 않아도 상대적으로 에스트로젠에 대한 프로제스테론 비율이 줄어들기 때문에 호르몬 불균형이 발생하게 된다. 따라서 이를 요약하면

- 일차적으로 프로제스테론 생산이 부족한 경우
- 에스트로젠 과다로 인해 프로제스테론이 상대적으로 부족한 경우
- 지속적인 만성 스트레스로 인해 상대적으로 프로제스테론이 부족한 경우

등으로 구분해 볼 수 있다.

문제는 프로제스테론이 부족하면 갑상선을 지원하고 갑상선 호르몬 분비를 자극하는 지원군이 떨어지기 때문에 역시 갑상선 기능저하증, 하시모토 갑상선염, 갑상선종(일명 고이터)을 일으키는데 기여하게 된다는 점이다. 그래서 우리가 호르몬 균형을 맞추기 위해서는 이런 기전들을 잘 알고 이들이 서로 잘 균형을 이룰 수 있도록 도와주어야 한다.

갑상선 건강을 위해 에스트로젠 균형을 맞추는 법

에스트로젠 과다로 인한 균형을 맞추기 위해서는 무엇보다 먼저 외부로부터 유입되는 에스트로젠 성격의 물질을 차단하거나 이를 최소화시키는 조치를 취해야 한다.

또 다른 방법으로는 에스트로젠의 부작용을 견제하는 다른 보호

효과를 지닌 호르몬들을 보충하여 줌으로써 호르몬 균형을 맞춰 주는 것이다. 다음 표에는 만성 갑상선 기능저하증과 에스트로젠 과다의 악순환을 바로잡을 수 있는 호르몬 균형 전략을 정리해 놓았다.

에스트로젠과 프로제스테론 균형을 맞추기 위한 요령

1. 양생 갑상선 기능회복 프로그램에서 권하는 식사법을 실천한다. 그렇게 하면 불필요한 에스트로젠성 물질과 다중불포화지방산의 섭취를 줄일 수 있고 자신에게 맞는 단백질을 보충하여 독소를 해독하는 간 기능도 증진시킬 수 있게 된다.
2. 위장관에서 에스트로젠의 과다 흡수를 막기 위해 **생 당근, 당근 샐러드 등을 매일 섭취한다.**
3. 생활 속에서 플라스틱 제품의 사용을 피한다. 특히 음식을 보관하는 용기로 플라스틱을 사용하지 마라.
4. 만성 스트레스는 에스트로젠 레벨을 증가시키기 때문에 이를 깰 수 있는 생활스타일과 인생 철학을 가져야만 한다.
5. 피임약을 복용하는 여성들은 루프 사용 등과 같이 몸에 합성 호르몬을 첨가하지 않은 다른 방법으로 대체해야 한다.
6. 만성 스트레스 싸이클을 깨고 에스트로젠 과다 현상을 억제하며 갑상선 기능을 증가시키기 위해 필요하다면 프로제스테론을 보충제 형태로 섭취한다.
   [참고] : 만약 하시모토 갑상선염 또는 갑상선종(일명 고이터) 환자에서는 프로제스테론 섭취를 권하는 것보다 식이 요법과 생활스타일의 변화를 통해 몸 상태를 바로잡는 방법을 적극 권해야 한다. 그 이유는 이런 경우에 갑상선 호르몬들이 많이 생성될 소지가 있기 때문에 프로제스테론의 자극으로 갑자기 많은 양의 갑상선 호르몬들이 방출되는 일이 발생하면 일시적으로 갑상선 기능항진 상태를 초래할 가능성이 있어서 그렇다.
7. 간이 활발하게 에스트로젠을 분해시키고 몸에서 에스트로젠이 재흡수 되는 일을 방지하기 위해서는 **활성형 갑상선 호르몬 T3를 섭취해야** 한다.

스트레스호르몬과 갑상선 기능저하증

스트레스 호르몬과 갑상선 기능저하증 사이에도 아주 특징적인 관계가 존재한다. 그것은 스트레스호르몬이 갑상선 기능을 저하시키는 관계를 이루고 있는 것이다. 그래서 갑상선 기능저하증을 해결하고자 한다면 이 관계를 잘 알고 스트레스 호르몬의 영향을 어떻게 배재시킬 것인지 해답을 찾아야 한다. 그렇지 않으면 갑상선은 치유되지 않을 것이다.

일반적으로 여자들에서는 에스트로젠의 영향력이 우세하지만 스트레스 호르몬은 남녀 모두에서 갑상선 기능을 억제시키는 방향으로 작용하기 때문에 그 양상이 임상적으로 약간 다를 수 있다. 즉, 여성은 에스트로젠과 스트레스 호르몬 두 가지의 영향을 함께 받을 수 있지만 남자들은 주로 스트레스 호르몬의 영향을 더 많이 받는다고 할 수 있다.

스트레스 호르몬이 갑상선에 미치는 영향

스트레스 호르몬은 건강 여러 측면에 두루 나쁜 영향을 미치는 것으로 잘 알려져 있다. 특히 만성적으로 스트레스 호르몬 레벨이 올라가 있는 경우에는 몸의 여러 부분이 손상을 입을 수 있다. 원래 스트레스 호르몬은 생존을 위해 짧은 순간 한시적으로만 작용하여 우리 몸을 위험한 순간으로부터 보호해 주도록 설계된 것이다. 다시 말해 짧은 순간만 작용하고 그 보다 더 긴 시간을 휴식과 회복의 시간을 갖도록 설계되어 있는 것이다. 그러나 실제 생활에서 보면 이런 경우가 드물고 스트레스가 만성적으로 지속되는 경우가 많기 때문에 문제가 되고 있다.

오늘날 현대인들은 사회에서 더 많은 경쟁에 시달려야 하고 가정에서 아이를 키우고 가족을 부양하면서 주변 인간들과 알게 모르게 경쟁해야 하기 때문에 항상 많은 스트레스를 받으며 살고 있다. 이럴 경우 처음에는 스트레스 호르몬들이 많이 분비된다. 스트레스 호르몬은 본질적으로 갑상선 기능을 억제시키는 작용을 한다. 그 결과 뇌하수체에서는 갑상선 자극호르몬 TSH가 분비되어 갑상선 샘을 더욱 자극시킨다. 또한 스트레스 호르몬은 간에서 비활성형 T4를 활성형인 T3로 전환시키는 것을 억제시킨다. 그 대신에 역T3(rT3)라고 하는 비활성형 호르몬이 증가하도록 만든다. 역T3는 세포에서 갑상선 호르몬 T3의 작용을 방해하는 작용을 하기 때문에 이것이 높을수록 갑상선 기능은 더 떨어지게 된다.

이와 같은 이유로 스트레스 호르몬이 분비되면 갑상선 호르몬 기능이 저하되고 몸 전체에서 대사가 느려지고 에너지 레벨이 떨어지는 현상이 벌어지게 된다. 이런 상황에서는 오로지 모든 신경이 생존을 위한 곳으로만 몰려있기 때문에 불필요한 기능들은 대부분 억제되는 상황이라서 그렇게 되는 것이라고 생각하면 된다.

또한 스트레스 호르몬 중에 아드레날린은 저장되어 있던 다중불포화지방산을 혈중으로 방출시키는 작용을 한다. 그래서 이것이 갑상선 기능을 추가로 억제시키는 작용을 하게 만든다. 이렇게 보면 스트레스 호르몬이 갑상선 기능을 전반적으로 억제시키는 작용을 하고 있음을 확실하게 알 수 있다. 그래서 만성적으로 스트레스를 받고 있는 사람을 보면 모두가 갑상선 기능이 억제되어 갑상선 기능저하증에 빠져 있는 경우를 한 명도 예외 없이 다 찾아볼 수 있다.

그러나 이것이 전부가 아니다. 여기서 다시 악순환의 회로가 만들어진다. 그것은 갑상선 기능저하증이 다시 스트레스 호르몬을 증가시키는 주요 원인으로 작용하게 되는 것이다. 그래서 악순환의 고리가 형성되면 스트레스로 갑상선 기능이 저하되고 갑상선 기능 저하로 다시 스트레스가 가중되는 덫에 걸리게 된다. 이것은 에스트로젠과 갑성선 기능저하증의 관계와 비슷하다. 스트레스 호르몬과 갑상선 기능저하증의 관계도 이런 식의 만성적인 악순환의 싸이클이 형성된다. 그러므로 이런 만성 싸이클의 고리를 끊는 것이 무엇보다 중요하다.

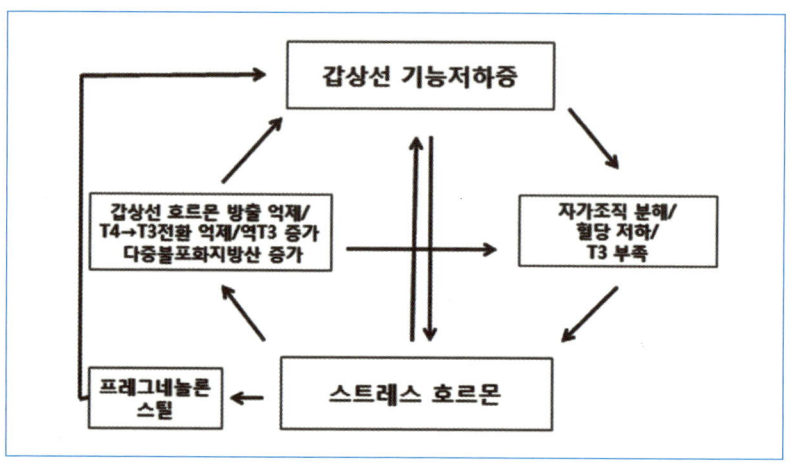

그림 6 ▎갑상선 기능저하증에서 만성 스트레스 싸이클의 형성 기전

갑상선 기능저하증과 만성 스트레스 싸이클

갑상선 기능저하증과 만성 스트레스 싸이클 사이의 관계는 호르몬 관계 중에서 가장 복잡한 관계라고 할 수 있다. 그래서 여러분들이 좀 더 쉽게 이해할 수 있도록 이를 간략하게 설명하고자 한다.

우선 갑상선 기능저하증에 빠지게 되면 왜 만성 스트레스 싸이클이란 덫에 빠지는지 알아야 한다. 거기에는 두 가지 기전이 관여한다. 이 기전은 추가로 외부에서 정신적, 감정적, 신체적으로 가해지는 스트레스와 무관하게 독자적으로 몸 안에서 일어나는 기전이라고 이해하여야 한다.

첫 번째 기전은 갑상선 기능저하증으로 인해 대사 상태가 비정상적인 방향으로 이동해서 일어나는 기전이다. 갑상선 기능저하가 되면 대사가 그전까지 효율적으로 에너지를 발산하던 정상적인 상태에서 멀어져 근육과 지방 조직이 충분한 에너지를 발산하지 못하는 비정상적 상태로 바뀌게 된다. 심지어 자기 조직을 분해해서 에너지를 얻으려고 하는 상황에까지 이르게 된다. 스트레스 호르몬인 코티졸이 근육을 분해시켜 에너지원인 당분으로 전환시키는 데 관여하고 있다는 사실은 이미 잘 알려져 있는 사실이다. 이 과정은 몸에 상당한 무리를 주어 염증 레벨을 증가시킨다. 그래서 몸이 쑤시고 아픈 대사 독감 증세가 나타나게 된다. 그러면 몸속에는 젖산이 축적되고 에너지가 바닥난 상태로 머물게 된다. 특히 젖산 생산의 증가는 암 세포가 자라는 산성 환경을 조성하고 이런 산성 물질들을 처리하기 위해 간은 더 많은 부담을 받게 된다.

또한 스트레스 호르몬인 아드레날린은 지방 세포들로부터 지방산을 끌어내서 이를 혈중으로 방출하게 만들고 이를 에너지원으로 사용하도록 자극하는 작용을 한다.

이처럼 자기 조직을 분해하는 과정은 그 자체만으로도 몸에 큰 스트레스를 주는 것이라서 계속해서 스트레스 호르몬이 분비되는 악순환의 결과를 초래한다. 그래서 이런 복잡한 과정의 최종 결과를 우리가 만성 스트레스 싸이클 또는 만성피로 증후군이라고 말하는 것이다.

다음으로 두 번째 기전은 갑상선 기능저하증과 불량한 영양 상태 때문에 혈당 레벨이 불안정하여 이로 인해 스트레스 호르몬 레벨이 증가하는 기전이다. 갑상선 기능저하증이 되면 간이 갑상선 호르몬을 활성형으로 전환시키고 혈당 레벨을 적절하게 유지하기 위해 필요한 일정량의 당분을 저장할 수가 없게 된다. 더구나 이때 식사가 불량하거나 또는 적절한 양의 혈당을 제공할 당분을 섭취하지 않거나 섭취해도 잘못된 형태로 당분을 먹게 되면 혈당이 저하되면서 더 많은 스트레스 호르몬의 분비를 자극하게 된다. 스트레스 호르몬은 다시 근육 조직들을 분해하여 당분으로 전환시켜 혈당을 올리는 작용을 하게 만든다.

이상의 두 가지 기전이 갑상선 기능저하증에서 만성 스트레스 싸이클이 영속적으로 일어나게 만드는 원인이라 할 수 있다. 여기에 추가적으로 에스트로젠 과다 싸이클이 겹쳐지게 되면 정말 문제가 복잡해진다.

이런 상황에서 우리가 갑상선 기능을 정상으로 돌리기 위해서는 이렇게 얽혀있는 악순환의 싸이클들을 하나씩 차근차근 풀어가야 한다.

스트레스 호르몬의 증가로 인한 다른 이차적인 영향들

갑상선 기능저하증으로 인해 불가피하게 스트레스 호르몬이 증가하게 되는 기전을 살펴보았다. 그럼 이번에는 스트레스 호르몬이 증가하면 갑상선 기능에 어떤 영향을 미치는지 알아보자.

스트레스 호르몬은 갑상선 기능을 직접적으로 저하시키는 일 외에 추가로 다음과 같이 건강상에 여러 나쁜 효과를 불러온다.

스트레스 호르몬이 일으키는 여러 가지 나쁜 영향들		
흉선의 손상	골다공증	수면장애
인슐린 민감성 저해 및 당뇨 발생	심박동수의 증가	세포 속에 칼슘 저류 및 이로 인한 세포 손상
신부전증 및 심부전증	뇌세포에 대한 손상	혈관벽에 대한 손상
신경 흥분성 독성 효과	근육 위축 및 소실	지방 축적(특히 복부에)

스트레스 호르몬 증가의 원인들

1. 내부적 대사요인 - (불가피성)

우선 앞서 말한 대로 갑상선 기능저하증 자체가 스트레스 호르몬 레벨을 증가시키는 흔한 원인이다. 갑상선 기능저하증이 발생하면 대사 작용이 건강한 방향에서 비정상적인 방향으로 전환되어 이로 인해 스트레스 호르몬이 계속 분비되고 그 결과로 근육과 지방 조직을 에너지원으로 사용하기 위해 이들이 분해된다고 말했다. 또 한 가지는 갑상선 기능저하증으로 인해 저혈당이 발생하여 만성 스트레스 싸이클 기전이 형성된다고 말했다

2. 외부적 요인들

스트레스 호르몬은 이런 내부적인 대사 문제로 증가하는 것 이외에도 많은 외부적인 스트레스 요인들에 의해 증가하게 되어 있다. 우리가 바쁜 현대 사회를 살고 있기 때문에 이런 외부적 스트레스는 다양하게 매일 우리에게 가해지고 있다. 그것이 신체적인 것이 됐든 정신적인 것이 됐든 또는 인간관계에 의한 감정적인 것이 됐든 간에 말이다.

또 다른 스트레스 원인으로는 **수면 부족**을 들 수 있다. 너무 늦게 잠자리에 들거나 또는 너무 일찍 잠에서 깨어나는 것이 수면의 양과 질에 영향을 미쳐서 몸에 스트레스를 주게 된다. 가령, 많은 사람들이 아침에 잠이 부족한데도 불구하고 일찍 일어나 학교, 회사, 직장으로 향하고 있다. 이것 자체만으로도 그들은 많은 스트레스를 받고 있는 중이다.

이런 일상적인 생활 속의 스트레스 말고 많은 사람들이 자신의 인생에서 추가적인 스트레스를 받고 있다. 직장에서의 업무, 상대방과의 경쟁, 경제적인 문제, 가정으로 돌아오면 가족 구성원들 간의 각종 갈등, 돈 문제, 이혼 문제 등등 그 목록을 나열하면 끝이 없을 정도다. 심지어 TV에서 나오는 끔찍한 뉴스를 보고난 후에는 여러분의 뇌는 이것을 스트레스로 받아들여 세상이 안전하지 못한

장소고 불안한 곳이라는 생각에 사로잡혀 바짝 긴장하게 된다.

이 밖에 자신과 맞지 않는 잘못된 음식을 섭취하게 되면 그것으로부터 역시 스트레스를 받을 수 있다. 그래서 몸속에 염증이 발생하게 된다. 가령, 곡물 속에 들어 있는 글루텐 같은 것이 몸 안으로 들어오면 장점막에 손상을 주면서 면역시스템을 흥분시키게 된다. 그래서 몸에 낮은 강도의 염증이 계속되어 신체적 스트레스를 안겨다 줄 수 있다.

이처럼 우리가 살고 있는 세상 속에는 도처에 스트레스 원인이 존재한다는 점을 알고 있어야 한다.

갑상선 기능을 살리기 위해 스트레스 호르몬을 조절하는 법

우리는 일상생활에서 매일 스트레스를 받으며 살고 있다. 이것은 삶의 일부이기 때문에 어쩔 수 없다. 그러나 그 중에서도 피할 수 있는 스트레스는 피해야 한다. 그래서 이런 구분부터 하는 것이 현실적으로 중요하다고 할 수 있다. 피할 수 있는 스트레스는 피하고 자신이 피할 수 없는 스트레스는 그것이 최소로 작용하도록 조절할 줄 알아야 한다.

한편, 몸에서 스트레스 호르몬이 적절히 생산되고 이들이 다른 호르몬들과 균형을 잘 맞추기 위해서는 필요한 영양소들이 있어야 한다. 그래서 이들이 호르몬 생산의 경로에 방해 요인으로 작용하지 않고 호르몬 균형을 쉽게 달성할 수 있도록 우군이 되도록 만들어야 한다. 또한 갑상선 기능저하증과 만성 스트레스 호르몬의 악성 싸이클을 깨기 위해서라도 항상 혈당 레벨을 적절하게 유지해 주는 것이 필요하다. 그래서 대사가 자연적으로 당분을 이용하여 에너지를 쉽게 만드는 방향으로 진행되도록 유도하는 것이 필요하다.

스트레스 호르몬을 자연적으로 효과 있게 억제시키는 방법은 식사적으로 당분과 소금을 적절하게 사용하는 것이다. 또한 갑상선 호르몬을 추가로 사용하는 것도 스트레스 호르몬을 억제시키는데 좋은 방법이 된다. 종종 갑상선 호르몬을 사용하면 간이 당분을 저장하는 능력을 되찾아 세포들이 당분을 주요 에너지원으로 이용하는 능력을 되찾게 된다. 그래서 근육과 지방 조직의 분해가 더 이상 일어나지 않게 만들 수 있다.

다음 표는 만성 스트레스 싸이클을 깨뜨리는 몇 가지 주요 전략들을 제시한다.

스트레스 호르몬의 균형을 맞추기 위한 전략들
1. 생활 속의 스트레스를 최소화하고 불필요한 스트레스 원천을 없애기 위해 제13장 양생 갑상선 기능회복 프로그램 중 생활 스타일 개선 플랜에 적힌 내용들을 실천한다.
2. 스트레스 줄여주는 낮은 강도의 운동을 실천한다.
3. 제7장 양생 갑상선 기능회복 프로그램 중 식사 플랜을 실천한다. 대영양소 균형을 맞춘 식사와 더불어 충분한 양의 과일을 섭취한다. 과일은 강력한 혈당 조절자이다. 게다가 추가로 포태슘과 마그네슘을 가지고 있어서 혈당 조절에서 매우 중요한 작용을 한다. 당분은 스트레스 호르몬인 코티졸 레벨을 억제하는 작용을 한다. 그리고 건강한 에너지원으로 사용되어 대사가 쉽게 진행되도록 만들어 준다.

4. 소금 섭취를 늘린다. 소금은 스트레스 호르몬인 아드레날린 레벨을 낮추는데 효과적이다. 갑상선 기능저하증에서는 나트륨이 쉽게 빠져 나가기 때문에 이를 천천히 보충해 주는 것이 필요하다. 하루 1차숟갈 분량을 추가로 섭취한다.
5. 기능이 저하된 간으로 하여금 장시간 혈당을 유지하도록 맡겨두지 말고 혈당을 안정되게 유지할 수 있도록 조금씩 자주 식사를 한다.(단, 체중 증가가 되지 않도록 주의해야 한다.)
6. 스트레스로부터 몸을 보호하고 갑상선 기능을 정상화시키며 프로제스테론 같은 정상적인 보호작용을 하는 호르몬을 생산하기 위해서는 프레그네놀론을 보충제로 투여해야 한다.
7. 몸을 해치는 스트레스와 에스트로젠 호르몬의 부작용으로부터 몸을 보호하기 위해서는 프로제스테론을 보충해주어야 한다.
8. 간이 당분을 저장할 수 있고 혈당 수치를 제대로 유지할 수 있도록 갑상선 호르몬을 보충해주어야 한다. 갑상선 호르몬은 당분을 에너지원으로 사용하는 대사 작용이 다시 회복될 수 있도록 도와주는 작용을 한다.

호르몬 균형을 맞추기 위해 추가로 고려할 사항들

갑상선 기능저하증과 관련하여 몸속의 생리적 기능들을 회복시킬 수 있는 방안을 마련하기 위해 이런 상황에서 기본적으로 깔려 있는 호르몬 불균형 문제를 근본적으로 해결하는 추가적인 조치들을 강구할 필요가 있다. 그래서 여기서는 갑상선과 에스트로젠 그리고 갑상선과 스트레스 호르몬 사이의 균형을 맞추기 위해 좀 더 고려할 점들에 대해 알아보기로 한다.

갑상선 기능저하증과 폐경

갑상선 기능저하증은 에스트로젠과 프로제스테론 사이의 호르몬 불균형을 일으키고 스트레스를 가중시키면서 이를 영속화시키는 특징을 갖고 있다. 이런 문제는 특히 폐경 전후 호르몬 균형이 흔들리는 여성들에게서 더욱 심각한 문제를 야기시킬 수 있다. 불행하게도 오늘날 의학은 폐경으로 인한 변화에 적극적으로 대응하지 못하고 있는 실정이다. 지금부터 100여 년 전에는 여성들이 폐경이 돼도 별 특별한 증상을 경험하지 못했다. 그러나 오늘날에는 이 문제가 더욱 심각한 문젯거리로 대두되고 있다. 이런 이유는 아마도 식생활의 변화와 각종 스트레스 작용으로 에스트로젠, 스트레스 호르몬, 갑상선 호르몬 사이의 불균형이 심해졌기 때문에 나타나는 현상이라고 생각된다.

각종 연구에서도 조기에 폐경 증상을 경험하는 여성들이 뇌졸중이나 심장 발작을 경험할 위험성이 증가한다고 말하고 있다. 이런 위험성은 갑상선 기능저하증을 가진 여성, 에스트로젠 과다인 여성, 스트레스 호르몬 레벨이 높은 여성에서도 마찬가지라 할 수 있다.

폐경이 되면 뼈 속으로부터 칼슘을 빼내 혈류 속으로 들어가게 하는 에스트로젠의 작용이 우세해지고 골 형성을 촉진시키는 작용을 돕는 프로제스테론이 상대적으로 부족해져서 **골다공증**이 찾아오게 된다. 이 밖에 폐경 전후로 발생하는 호르몬의 불균형은 우울증, 불면증, 얼굴 화끈거림 등과 같은 증상을 일으킨다.

여기서 우리는 여성이 폐경에 가까워지면 프로제스테론 레벨이 급격히 저하된다는 사실에 주목할 필요가 있다. 어느 경우에는 떨어져도 너무 빨리 급격하게 떨어지는 경우도 있다. 이에 반해 에스트로젠 레벨은 상대적으로 천천히 떨어지기 때문에 비록 에스트로젠이 더 많이 생산되지 않더라도 상대적으로 프로제스테론이 부족하여 **에스트로젠 우세** 상황이 만들어지게 되는 것이다.

에스트로젠 레벨을 혈액 검사로 확인하는 것은 종종 정확하지 못하다. 프로제스테론 레벨이 낮아지면 혈류 속의 에스트로젠이 세포 속으로 흡수되어 들어가기 때문이다. 그래서 혈액만을 가지고 측정하는 에스트로젠 레벨은 정확하지 못하고 실제로는 세포 속의 에스트로젠 레벨을 봐야 정확하다고 할 수 있다. 이런 상황에서 혈액 속의 에스트로젠 레벨이 낮게 나왔다고 해도 실제로는 정상이거나 또는 그보다 더 높을 수 있다는 점을 명심하고 있어야 한다. 그러므로 폐경 전후 여성들에서는 실제로 에스트로젠 레벨이 높고 상대적으로 프로제스테론 레벨은 낮다는 점을 기억하면서 절대로 에스트로젠 레벨이 낮다고 무조건적으로 에스트로젠을 보충하는 일을 하면 안 된다. 그러면 오히려 문제가 더 심각해 질 수 있다는 점을 명심하길 바란다.

그런데도 많은 여성들이 얼굴 화끈거림, 밤에 식은땀을 흘리는 것, 기분과 감정 기복이 심한 것, 짜증을 잘 내는 것, 불안, 우울, 성욕 감퇴 등과 같은 폐경 증상들을 피하기 위해 에스트로젠을 보충하여 섭취하고 있다. **이런 폐경 증상들의 대부분은 실제로 에스트로젠이 아니라 스트레스 호르몬에 의해 일어나는 것이고 여기서 에스트로젠은 스트레스 호르몬에 작용하여 증상들이 더 큰 폭으로 변화하는 것을 막는 안정화 효과를 발휘하고 있는 것이다.** 그러므로 이런 상황에서 에스트로젠을 추가로 섭취한다는 것은 문제의 원인을 근본적으로 해결하는 것이 아니란 사실을 깨달아야 한다. 그것은 단지 증상만을 봉합하는 땜질식 처방에 해당된다는 점을 명심하길 바란다. 에스트로젠은 일시적인 증상 완화를 위해 스트레스 호르몬들의 작용을 안정화 시키는 작용을 돕는 것이다.(일시적인 보호 효과)

그렇지만 에스트로젠과 스트레스 호르몬들은 모두 갑상선 기능을 억제시킨다는 공통점을 가지고 있다. 그러므로 에스트로젠을 보충하여 주는 것은 갑상선의 입장에서는 더욱 이를 억제시키는 결과를 초래하여 장기적으로 더 큰 문제를 불러올 수 있다.

자연적으로 발생되는 폐경 증상들을 놓고 이를 해결하기 위해서는 앞서 말한 대로 에스트로젠, 스트레스 호르몬, 그리고 갑상선 호르몬 사이의 균형을 맞추는 그런 방식을 그대로 적용한다면 폐경 증상들도 역시 순조롭게 해결할 수 있게 된다. 다만 폐경은 월경이 더 이상 나오지 않고 중단되는 상황이라서 프로제스테론은 월경 기간 때처럼 특정 주기에만 사용하는 것이 아니라 매일 사용할 수 있다는 차이가 있다.

폐경 증상들을 관리하기 위해 이미 에스트로젠을 사용하고 있는 사람이라면 갑작스레 급격한 변화를 취하지 말고 천천히 변화를 유도하는 것이 필요하다. 왜냐하면 갑작스런 변화는 폐경 증상들을 다시 즉각적으로 나타나게 만들 수 있고 오히려 더 심각한 상태로 나타나게 할 수 있기 때문이다. 그러므로 자신의 담당 주치의와 상의하여 사용 중인 에스트로젠과 다른 약물들을 천천히 중단하고 그 사이에 갑상선, 에스트로젠, 스트레스 호르몬들의 균형을 천천히 맞춰가면서 중단하는 것이 좋다.

하시모토 갑상선염

하시모토 갑상선염이란 간단히 말하면 면역 시스템이 관여하는 염증을 동반한 갑상선 기능저하증이라고 보면 된다. 그러므로 본 양생 갑상선 기능회복 프로그램에서 이 문제를 해결하기 위해 시행해야 할 가장 핵심적인 요소는 이런 갑상선염을 일으키는 염증 싸이클을 중지시키는 것이다. 좀 더 어렵게 말하면 하시모토 갑상선염은 갑상선 세포 내에 칼슘이 저류되고 에스트로젠이 과도하게 흡수되어 세포 레벨에서 염증 반응이 진행되는 일련의 반응들이 연속적으로 일어나는 상황이라 할 수 있다. 이 때 에스트로젠 과다는 갑상선 세포들이 갑상선 호르몬을 방출하는데 필요한 단백분해 효소들을 억제시키는 작용을 함께 한다. 그래서 이것 때문에 하시모토 갑상선염 환자들에서 갑상선 샘이 크게 붓는 일이 일어나게 된다.

결국 최종적인 결과는 갑상선 세포 대사의 파괴라고 할 수 있다. 그래서 원래 건강하고 보호적 성격을 띠고 있는 대사 과정들이 염증성 대사 과정으로 바뀌게 된다. 그 결과 앞서 말한 대로 만성 스트레스 싸이클을 만드는 일부 조건을 제공하게 된다.

하시모토 갑상선염에 면역학적 요소가 들어 있는 이유는 이 과정이 흉선에도 영향을 미치기 때문에 그렇다고 보아야 한다. 흉선은 본래 면역시스템을 조절하는 중요한 기능을 가지고 있다. 그런데 흉선은 쉽게 손상을 잘 받는 조직에 해당된다. 그래서

- 장내 환경 변화(장내세균 이상증, 장누수 등)
- 에스트로젠 과다
- 다중불포화지방산
- 만성 스트레스

같은 요인들에 의해 흉선이 쉽게 손상을 받을 수 있다.

일단 흉선이 이런 요인들에 의해 손상을 받아 위축이 되면 이는 전체 면역 계통에 혼란을 불러오게 된다. 그래서 면역 시스템을 적절하게 조절하는 흉선의 능력이 사라지게 되고 B세포들(항체를 생산하는 면역 세포들)이 계속해서 항체를 만드는 일을 진행하게 되어 이 와중에 자기 조직에 대한 자가 항체를 만들 기회도 증가하게 된다. 그래서 각종 자가면역질환들이 많이 생겨나게 되는데 하시모토 갑상선염도 바로 이런 자가면역질환의 일종이라 할 수 있다.

이 문제를 바로잡기 위해서는 **장내 환경의 이상과 흉선에서부터 시작된 면역 기능의 이상을 바로 잡는 일부터 해야 한다.** 여기서 그래도 희망적인 점은 위에 언급한 그런 요인들을 제대로 해결만 한다면 장내 환경과 흉선이 다시 재생되어 본래의 기능을 회복할 수 있다는 사실이다. 그러면 다시 면역시스템의 기능이 회복되고 그 기능을 적절하게 발휘할 수 있게 된다.

갑상선에 대한 방사선 동위원소 치료 또는 갑상선 절제술

갑상선 기능항진증으로 진단 받거나 또는 갑상선 암으로 진단 받은 뒤에 갑상선 샘 조직에 방사선 조사를 받았거나 또는 갑상선 샘을 부분 또는 전체를 절제해낸 사람들이 많이 있다. 이런 치료를 받은 환자들은 대개 T4 라는 합성 갑상선 호르몬을 처방 받아 먹고 있다. 그럼 과연 그렇게 하는 것이 최선의 방법인가?

이런 환자들에게 갑상선 호르몬을 보충해 줄 필요가 있다는 점은 어느 정도 인정한다. 갑상선 샘 조직이 손상을 받은 만큼 그래서 갑상선 호르몬을 생산하지 못하는 만큼 보충해 주어야 하는 것은 맞다. 본 양생 갑상선 기능회복 프로그램에서도 이런 사람들에게 갑상선 호르몬의 섭취를 권하고 있다. 그렇지만 단순히 호르몬을 보충한다는 개념을 넘어서 그 이상의 문제까지 해결하려는 태도를 가져야만 성공할 수 있다.

그것은 곧 '**몸속 대청소**'를 통해 갑상선 호르몬 경로 전체를 개선시키는 일이라 할 수 있다. 그렇게 하면 나중에 갑상선 호르몬의 필요성이 많이 줄어들고 심지어는 사용하지 않게 만들 수도 있다.

예를 들어 간은 비활성형 T4를 세포가 사용할 수 있는 활성형 T3로 전환시키는 역할을 한다. 그런데 갑상선 기능저하증이면서 간 기능이 정상적이지 못한 경우에는 갑성선 호르몬을 활성형으로 전환시키기 위해 필요한 당분이 간에 저장되어 있지 못한 상태라 할 수 있다. 또한 셀레늄, 아연 같은 영양소들이 충분히 공급되지 못할 경우에도 간이 제대로 기능하지 못할 수 있다. 그러므로 이런 경우에는 아무리 외부에서 T4를 보충해 준다고 해도 별 효과를 보지 못하게 된다.

한스 셀리에(Hans Selye)는 갑상선에 손상이 가해지면 면역 시스템에도 상당한 손상이 가해지고 그래서 림프계 장기인 흉선, 비장,

골수 등이 연차적으로 퇴화되는 과정을 밟게 된다고 말하고 있다. 그러므로 이런 상황에서는 추가로 T3를 보충해주는 것이 매우 중요한 치료가 될 수 있다. 아주 적은 양의 T3라도 보충해주면 이것이 면역 시스템의 장기들이 다시 성장하는 것을 자극할 수 있고 추가 손상을 입는 것을 예방할 수 있다.

제13장 양생 갑상선 기능회복 프로그램 중 스트레스 조절 및 생활 스타일 개선 플랜

갑상선 기능저하증에 있어서도 근본적인 치유를 위해서는 생활 속의 스트레스를 줄이고 자신의 생활 습관을 바꿔야만 한다. 스트레스는 부신은 물론 갑상선 기능에 직접적인 억제 작용을 한다. 그러므로 어떤 삶을 사느냐에 따라 그 사람의 스트레스 양이 결정되는 만큼 인생의 목적과 항로를 조절할 필요가 있다.

이 장에서는 생활 속에서 우리 몸에 스트레스를 주는 요인들을 살펴보고 그것을 최소화시키는 방법들에 대해 알아보기로 한다.

스트레스와 갑상선 기능저하증
스트레스는 갑상선 기능을 억제시키는 작용을 한다.

갑상선은 세포에서 에너지 생산을 지원하는 역할을 한다. 반면, 스트레스는 이 에너지를 소모시키는 작용을 한다. 그러면서 스트레스는 일련의 호르몬 과정을 통해 갑상선이 효과적으로 작용하는 것을 억제시키는 역할도 한다. 스트레스를 이겨내기 위해서는 꾸준한 에너지 생산 및 저장이 필요한데 스트레스가 지속되면 갑상선이 위축되어 이런 지원을 해 줄 수가 없게 된다. 따라서 장기적인 스트레스에 견딜 수 있는 사람이 아무도 없는 이유가 여기에 있다.

사정이 이렇다 보니 스트레스를 해결하는 방법 중에 가장 좋은 방법은 그것을 피하는 것이라 할 수 있다. 그렇지만 이렇게 살 수 있는 행복한(?) 사람은 한 명도 없다. 따라서 스트레스를 관리하는 요령을 배워야 한다. 물론 처음에는 자기에게 주어지는 스트레스가 얼마나 큰 것인지 모르기 때문에 무조건 다 피할 필요는 없다. 그렇지만 인생의 연륜이 쌓여가다 보면 스트레스의 상대적 크기 대충 판단할 수 있게 된다. 과연 이 스트레스에 대항하여 버텨볼 수 있을 것인지 아니면 피하고 흘려보내는 것이 현명한 일인지 말이다. 그래서 자신이 대적할 수 없는 스트레스라고 판단되면 우선 이를 회피하라고 권해주고 싶다. 어서 빨리 그런 상황에서 벗어나는 것이 상책이라는 뜻이다.

그렇지만 많은 사람들은 항상 이런 상황을 당하고 나서 어찌할 바를 모른다. 그러면서 시간만 가길 바라고 있는 것이다. 그 와중에 몸만 축나게 되는데도 말이다. 이것은 자신의 욕심을 버리지 못했기 때문에 발생하는 일이다. 그래서 이런 경우에 신을 찾거나 주변 가족이나 지인의 도움을 청하는 사람도 있다. 그러다가 결국 몸이 망가진 상태가 되면 의사를 찾아오게 된다. 우리는 이런 뻔한 시나리오를 알고 있으면서도 왜 미리 예방하지 못하는 것일까?

그것은 아마도 우리 뇌가 인지하는 능력에 한계가 있기 때문이 아닌가 싶다. 의식 레벨에서는 신체적으로 가해지는 스트레스만 스트레스라고 생각하고 정신적으로 가해지는 스트레스는 제대로 인지하지 못하는 것이 아닌가 생각된다. 그래서 무의식 레벨에서 떠오르는 스트레스를 대응하지 못하고 방치하여 두고 있다가 이것이 의식 수준 또는 신체적 수준으로까지 진행된 뒤에야 이를 인지하기 때문에 사전에 이성적인 방어를 못하는 것이 아닌가 생각된다. 그러므로 우리는 무의식적으로 가지고 있는 자신의 생각이나 상상 등도 얼마든지 신경학적 호르몬 작용에 영향을 주어 신체 레벨에서의 스트레스로 전환되어 나타날 수 있다는 점을 깨달아야 한다. 무의식 레벨에서 몸에 가해지는 스트레스는 대부분이 미래에 대한 불안이나 공포 같은 것이라 할 수 있다. 또는 인간으로서의 원초적 한계(이를 종교에서는 '원죄'라고 한다.)에 해당되는 것이기도 하다. 이들은 모든 생명체가 본질적으로 가지고 있는 스트레스로 다만 이것이 뇌신경조직을 통해 호르몬과 자율신경에 영향을 주어 신체적 변화를 일으키지 않도록 차단시키는 것이 중요하다. 그러기 위해서는 뇌신경조직과 신체적 기능이 건강해야 한다. 그래야만 무의식에서 올라오는 이런 원초적 불안을 지속적으로 잠재울 수 있다. 바로 이런 역할을 하는 것이 갑상선 호르몬이다.

이런 원초적 스트레스 말고도 우리는 삶 속에서 많은 환경적 스트레스가 있다. 그로 인해 항상 이들과 대응하다보니 에너지 소모가 심해 부신이나 갑상선 샘처럼 에너지를 지원하는 시스템이 피로할 수밖에 없다.

그렇다고 각종 스트레스로 일어나는 변화가 최종적으로 신체적 증상으로 모여서 나타나게 될 때까지 어느 스트레스가 얼마만큼 기여하여 그렇게 되었는지 평소에 알 수 있는 방법이 없다. 그래서 자신이 무슨 스트레스로 갑상선 기능이 떨어지고 왜 그런 병에 걸렸는지 모르는 사람들이 대부분이다. 갑자기 어느 순간부터 매사 의욕이 없어지고 가라앉고 있는 자신의 모습을 발견하곤 심하게 우울해진다. 그래서 주변 사람들에게 살려달라는 도움을 투정 부리는 식으로 표출하는 사람도 있다. 그렇지만 주변 사람들이 이런 당신을 이해하지 못하기 때문에 더욱 외롭고 불안하기만 하다. 결국 스트레스가 더욱 가중되는 상황 속에서 헤어나지 못하게 되는 것이다.

이런 시나리오를 이론적으로는 잘 알고 있지만 막상 이런 상황을 접해보지 않고서는 모르기 때문에 대부분의 사람들이 사전에 그 어떤 대비책을 세우지 못하게 되는 것이다. 그렇지만 이 책을 읽는 사람들은 이제부터라도 이런 상황이 자신의 인생에 언제든지 닥칠 수 있다는 점을 충분히 이해하고 이에 대비하는 준비를 해놓길 바란다.

사람들은 스트레스라고 하면 할 일이 많고 바쁜 사람들이나 받는 것이고 베짱이처럼 평소 느긋하게 사는 사람들은 스트레스를 받지 않는 것으로 알고 있다. 그러나 이것 역시 잘못된 생각이다. 아무리 느긋한 성격의 소유자라고 해도 각종 스트레스 중에서 식이 스트레스, 신체적 통증 같은 스트레스는 받을 수 있기 때문에 그런 사람에게도 갑상선 기능저하증은 얼마든지 올 수 있다.

다음은 우리가 받는 스트레스의 종류를 나름대로 정리해 보았다.

스트레스의 원천	
종류	예
무의식적 스트레스	생존 본능과 관련된 것, 불안, 근심
감정적 스트레스	사랑하는 사람과의 사별, 긴장된 인간관계, 분노, 억울함
정신적 스트레스	능력 미달, 시간에 쫓김, 욕심, 헛된 꿈
환경적 스트레스	공해, 오염물질, 농약, 독성 화학물질, 약물 등
신체적 스트레스	통증, 가려움, 알레르기 반응, 염증 등
식이 스트레스	염증성 물질, 반영양물질, 갑상선 억제제 섭취 등

스트레스가 갑상선에 영향을 미치는 과정

스트레스는 그것이 어떤 것이든 간에 몸에서 스트레스 호르몬을 분비시키고 자율신경의 불균형을 초래하게 만든다. 코티졸과 아드레날린 같은 스트레스 호르몬은 우선 갑상선 호르몬이 간에서 활성형 T3로 전환되는 것을 억제시킨다. 그와 동시에 역 T3(rT3) 라고 하는 비활성형 호르몬을 증가시킨다. 또한 스트레스 호르몬은 갑상선 기능을 지원하는 프로제스테론이나 프레그네놀론 같은 다른 호르몬의 생산을 줄이게 만든다.(이를 '프레그네놀론 스틸'이라고 함.)

게다가 아드레날린은 혈류 속에 자유 지방산의 농도가 증가되게 만든다. 이럴 경우 지방 조직 속에 저장된 지방산 중에 특히 다중불포화지방산이 혈류 속으로 밀려나와 갑상선 호르몬이 세포까지 운반되어 도달하는 것을 방해하는 작용을 하게 된다. 그래서 이런 여러 이유로 인해 갑상선 기능저하증이 발생하게 되는 것이다.

스트레스로 갑상선 기능이 억제되면 그 다음 단계는 부신 기능 부전이다. 처음에는 부신에서 코티졸이 분비되어 스트레스에 대항 하지만 코티졸은 갑상선 기능을 억제시키는 작용을 하기 때문에 갑상서 기능저하증을 만드는 요인이 되고 이렇게 저하된 갑상선 호르몬 기능은 다시 코티졸을 만드는 능력을 감소시켜 부신 기능 저하 상태를 만들게 된다. 이를 만성 갑상선 – 부신 스트레스 싸이클 이라 부른다.

스트레스 호르몬 레벨을 줄이는 방법

스트레스 호르몬 레벨을 줄이기 위해서는 자꾸 반복하지만 원초적 내부 스트레스는 갑상선 기능을 유지시켜서 이를 조절하고 외부로부터 받는 스트레스 양은 자신의 인생 목표와 항로를 수정하여 줄여 나가는 방법 밖에 없다. 문제는 우리는 사회생활을 하는 동물이라서 이런 외부적 스트레스를 완전히 없앨 수 없다는데 있다. 그래서 이를 최소화시키는 것에 집중할 수밖에 없다.

이를 위해 내가 환자들에게 가장 먼저 권하는 방법은 자신에게 스트레스를 주는 가장 큰 원인을 구체적으로 지목해 보라고 하는 것이다. 그리고는 이것을 최소화하는 방법을 놓고 대화를 하는 것이다. 이 때 환자에게 너무 강요하거나 의견을 주입하려 하지 말고 이야기를 듣고 다른 해결 방안이 있음을 제시해 주는 선에서 그쳐야 한다. 결국 최종 선택은 환자 본인이 하도록 맡겨 두면서 말이다.

불필요한 스트레스 원인을 제거하는 방법

정신적 스트레스

대부분의 정신적 스트레스는 자기 스스로가 만든 것이다. 불필요한 욕심으로 돈 걱정을 한다든가 자신의 능력에 넘치는 도전을 받아들인다거나 한 번에 여러 가지 일을 다 하려고 욕심을 낼 때 이런 스트레스를 받게 된다. 특히 직장에서의 스트레스는 피하고 싶어도 피할 수 없는 경우가 많다. 진짜 행복한 사람들은 돈을 보고 일하지 않는다. 자신이 좋아하는 일을 하면서 돈을 버는 그런 선택을 한다. 그러므로 하루의 대부분을 무엇을 하며 보낼 것인지 여부가 매우 중요하다. 자신이 좋아하는 일을 하며 시간을 보내면 당연히 주변 인간관계 역시 긴장이 덜해지고 스트레스를 확 줄일 수 있게 된다.

감정적 스트레스

감정적 스트레스는 주로 인간관계에서 발생한다. 그러므로 새로운 관계 정립이 필요하다. 감정적 상처를 입게 된 연유에는 자신의 잘못도 있음을 인정하고 그런 관계를 빨리 청산하고 잊으려는 노력을 해야 한다. 가장 좋은 방법은 현재의 상황을 받아들이고 그에 대한 나쁜 감정(분노, 화, 억울함, 원한 등)을 떨쳐버리는 연습을 하는 것이다. 그리고 신 또는 다른 사람과의 새로운 관계를 맺음으로써 이를 치유하려고 해야 한다.

환경 스트레스

이는 개인적으로 조절할 수 없는 부분도 많이 있다. 그렇지만 어쩔 수 없는 부분이라고 하더라도 각 개인이 이를 최소화시키려는 노력을 해야만 한다. 특히 집안에서 가능한 독성 화학물질들을 덜 사용하고 개인용 청결 제품들로 모두 천연 제품으로 바꾸는 등의 노력을 해 주어야 한다. 이런 것들은 대부분 환경 호르몬으로 작용하여 몸속에서 에스트로젠 레벨을 올리고 갑상선 기능을 저하시키는 역할을 하게 된다. 그러므로 이런 생활 속의 환경 독소들을 줄이려는 노력에 자발적으로 동참해야 한다.

신체적 스트레스

가령 자세가 나쁜 경우에는 이 효과가 축적되어 나중에 몸에 통증을 일으키게 된다. 또 생활 속의 활동이나 운동의 결과로 몸에 신체적 부담이 가해지는 경우도 있다. 이런 것들은 휴식과 수면을 통해 다시 원상으로 회복되어야 하는데 그렇지 못한 경우 통증 발생은 물론 면역 기능을 저하시켜 나중에 각종 감염에 취약하게 되어 신체적 스트레스를 가중시킬 수 있다. 또한 한 번 가해진 신체적 스트레스는 제대로 치유 되지 않을 경우 지속적으로 몸에 스트레스를 주는 요인으로 남아 있을 수 있다. 그러므로 이런 신체적 스트레스를 줄이기 위해서라도 항상 규칙적인 운동이나 생활습관을 통해 몸을 보호하려는 노력을 해야 한다.

식이 스트레스

많은 사람들이 음식 먹는 것을 스트레스를 해소하는 방법으로만 알고 있다. 그러나 실제로 보면 먹는 것을 통해 스트레스를 받는 사람들이 더 많다. 특히 성장이 끝난 성인들에서 더욱 확실하다.

그런데도 이를 깨닫지 못하는 사람들이 대부분이다. 먹는 것을 통해 자신의 혈당 레벨을 제대로 안정되게 유지하지 못할 경우에는 자신도 모르는 사이에 몸에 스트레스를 주게 된다는 점을 꼭 명심하고 있어야 한다. 따라서 평소 자신의 대사체질에 맞게 대영양소의 비율을 맞춰 먹는 연습을 꾸준히 해야 한다. 만약 혈당 조절이 제대로 이루어 지지 않을 경우에는 스트레스 호르몬이 분비되어 자신의 몸 속 단백질과 지방을 분해하게 된다. 이들이 몸을 파괴시키는 작용을 하기 때문에 결국에는 몸에 스트레스를 더욱 가중시키는 결과를 초래하게 되는 것이다.

또한 먹는 음식이 모두 영양이 된다고 생각하는 순진한 생각을 버리고 일부는 항상 자신의 몸에 스트레스를 줄 수 있다는 생각으로 항상 조심해서 먹는 습관을 들여야 한다.

스트레스를 완화시키는 추가적인 방법들
복식 호흡과 느린 호흡하기

호흡은 자율신경의 지배를 받지만 의식적으로 이를 조절할 수 있는 부분도 있다. 그래서 의식적인 호흡 훈련을 통해 각종 생리 기능에 영향을 줄 수 유리한 측면도 가지고 있다. 갑상선 기능도 예외는 아니다.

스트레스를 받아 호흡수가 빨라지면 교감신경이 흥분되고 이산화탄소 레벨이 저하된다. 이것은 갑상선 기능을 떨어뜨리는 작용을 한다. 이에 반해 천천히 횡격막을 사용하여 복식 호흡을 하면 자율신경의 균형이 부교감신경 쪽으로 이동하면서 휴식과 이완이 일어나게 된다. 그러므로 스트레스를 받고 있을 때에는 호흡 패턴을 의식적으로 천천히 복식 호흡을 하는 쪽으로 바꿔주어야 한다. 그러면 교감신경의 흥분이 줄어들고 스트레스도 많이 물리칠 수 있다.

아주 흥분된 상태에서 과호흡(hyperventilation)을 할 경우에는 입에 종이백을 대고 자신이 내쉰 날숨을 다시 들이 마시는 방법을 사용하면 이산화탄소의 소실을 막고 재흡수하여 갑상선 기능에 도움을 줄 수 있다.

스트레스를 완화시키기 위한 복식 호흡법
1. 코로 천천히 그리고 깊게 숨을 들이마신다. 이때 횡격막이 내려가고 복부가 밖으로 튀어 나오게 한다.
2. 배가 충분히 튀어나오면 그 다음에는 가슴이 올라올 정도까지 더 숨을 들이마신다.
3. 더 이상 숨을 들이마실 수 없을 정도까지 계속 숨을 들이쉰다.
4. 숨을 참지 말고 최고로 들이마신 다음에 바로 천천히 숨을 내쉰다.
5. 코와 입으로 숨을 내쉬는 동안에 먼저 가슴이 내려간다.
6. 그 다음 복부가 들어가면서 숨을 내쉬게 된다.
7. 마지막 순간까지 공기가 다 나가도록 복부 근육을 수축시켜 숨을 내쉰다.
8. 다시 숨을 참지 말고 코로 숨을 들이쉰다.

명상

명상은 초보자에게는 매우 힘든 방법이지만 매일 이를 실천하는 사람에게는 스트레스를 조절하는데 있어 큰 효과를 가져다주는 방법이다. 명상을 배우기 위해서는 자신의 생각을 버리는 연습을 해야 한다. 즉, 몸으로부터 어떤 생각도 떠오르지 않도록 분리시키는 연습을 해야 한다. 평소 이런 연습을 해 놓고 있으면 스트레스를 받는 상황에서도 이에 압도당하지 않고 이를 바람처럼 흘려보낼 수 있다. 다시 말해 스트레스에 대한 해석을 바꿔줌으로써 몸이 스트레스에 반응하는 과정을 변화시킬 수 있는 것이다.

그러므로 명상은 정신적 감정적 스트레스를 흘려보내는 아주 좋은 방법이라고 할 수 있다.

이런 명상법을 제공하는 교육 단체가 여럿 있으니 그곳에 문의하여 알아보면 된다.

취미 찾기.

대부분의 사람들이 직업에서 만족을 얻지 못하고 있는 이유는 그 일이 별로 재미가 없기 때문이다. 또는 자기 자리에서 그런 재미를 느낄만한 상황에 잊지 못하기 때문이다. 이런 경우에는 자신이 좋아하고 열정을 발휘할 수 있는 다른 취미를 가져보는 것이 도움이 될 수 있다. 자신이 재미있어 하는 일을 열심히 하다 보면 그 동안 다른 곳에서 받은 스트레스가 사라지게 된다. 그리고 그 취미가 나중에 자신의 본 직업이 될 수도 있다.

꼭 이런 일이 일어나지 않더라도 독서나 음악을 듣는 것만으로도 사소한 일상의 스트레스로부터 벗어나 마음의 평안을 찾을 수 있다. 이런 짧은 평안이라도 갑상선을 만성적인 스트레스로부터 잠시 벗어나게 만들 수 있기 때문에 이런 시간을 가능한 많이 가져 보라고 적극 권장하는 바이다.

마음 먹기가 관건이다.(자기 분수를 알아야 한다.)

스트레스를 줄이기 위해서는 올바른 마음가짐을 갖는 것이 중요하다. 머리를 벽에 대고 부딪히면 당연히 머리가 아플 것이다. 그런데 이런 일을 계속하면서 머리 아픈 것을 치료하기 위해 약을 사서 먹는다면 문제의 근본을 해결하는 방법이 될 수 없다. 머리가 아프지 않게 하려면 머리를 벽에 부닥치는 일부터 중단해야 한다. 이와 마찬가지로 스트레스를 근본적으로 조절하고 싶다면 마음속에서 불필요한 욕심이나 생각을 억제할 필요가 있다. 마음이 스트레스를 어떻게 받아들이느냐가 몸이 그런 스트레스에 반응하는 정도를 다르게 결정지을 수 있기 때문이다. 그러므로 항상 긍정적인 마음으로 몸이 건강한 균형을 찾을 수 있도록 마음가짐을 바르게 갖는다면 늘 평안함이 넘치게 될 것이다. 만약 만성적인 스트레스로 시달리게 되면 마음이 이것에 흔들려 긍정적인 생각을 잃어버리기 때문에 몸에서도 부정적인 호르몬과 갑상선 기능을 억제시키는 작용들이 계속해서 일어나게 된다. 그러므로 항상 자신을 알고 분수에 맞는 태도를 갖는 마음가짐이 필요하다.

수면과 갑상선 기능저하증

스트레스는 수면의 양과 질을 저하시킨다. 수면의 양과 질이 저하되면 스트레스 호르몬이 증가하여 갑상선 기능은 점점 더 억제된다. 따라서 잠을 잘 자도록 준비하는 것은 갑상선 기능저하증을 지속시키는 스트레스 호르몬을 줄이는데 있어 매우 중요한 부분을 차지한다.

사람은 밤에 깜깜한 시간대가 되면 몸에 스트레스를 받는 시간이 된다. 그래서 자연적으로도 스트레스 호르몬은 밤에 서서히 올라가기 시작한다. 이런 이유로 몸은 어둠이란 스트레스를 최소화하기 위해 잠을 자게 되는 것이다. 그런데 밤늦게 잠을 자지 않고 깨어 있으면 스트레스 호르몬이 더 일찍 증가하게 되어 갑상선 기능을 더욱 저하시키게 된다. 실제로 갑상선 기능저하증은 수면 장애를 일으키는 아주 흔한 원인이다. 그러나 그 바닥에는 상당한 양의 스트레스 호르몬이 작용하고 있고 그로 인해 갑상선 기능저하증이 일어나 수면 장애가 발생하는 그런 관계가 형성되어 있다는 점을 알아야 한다.

갑상선 기능이 수면에 미치는 영향

갑상선 기능이 저하되면 간에서 당분을 저장하는데 문제가 있어 하루 종일 혈당 레벨이 불안정 상태로 있게 된다. 그래서 이런 상태에 있는 사람은 몇 시간 단위로 당분을 섭취하여 혈당 레벨을 안정된 범위로 유지시켜 주는 일을 열심히 해 주어야 스트레스를 줄일 수 있다.

그런데 밤 시간은 잠을 자고 있어 금식을 하는 시간이다. 만약 간이 당분을 적절하게 저장해 놓을 수 없다고 하면 밤 시간대에는 혈당이 자연스레 저하될 것이다. 그 결과 몸에서는 스트레스 호르몬(코티졸)이 분비되어 근육을 분해시켜 이를 당분으로 전환시키면서라도 혈당을 올리려고 하는 작용이 일어나게 된다.

이런 자연적인 생리 반응과 어둠 자체가 주는 스트레스로 인해 밤에는 스트레스 호르몬이 아주 높은 레벨로 증가하게 된다. 스트레스 호르몬 중에 아드레날린이 어느 일정 레벨 이상 오르게 되면 심박수가 증가하고 불안감이 생겨나기 시작한다. 바로 이런 이유로 밤에 잠에서 깨어나게 되는 것이다. 이렇게 잠에서 깨어나면 스트레스 호르몬의 영향으로 더욱 더 잠을 이룰 수 없어 뜬 눈으로 밤을 지새우게 된다.

이처럼 밤새 스트레스 호르몬이 증가되어 있으면 갑상선 기능을 억제시키고 아침이 되면 갑상선 기능이 바닥 상태로 떨어지고 혈당과 에너지 레벨도 역시 최저 상태가 된다. 그래서 아침부터 춥고 피곤하고 어떤 일도 하고 싶은 의욕도 없고 만사가 귀찮은 상태를 맞이하게 되는 것이다. 그래서 많은 사람들이 아침에 세포를 자극하여 몸이 돌아가도록 하기 위해 모닝 커피를 찾는 이유가 여기에 있다. 그렇지만 이런 방법으로는 결코 문제를 근본적으로 해결할 수 없다.

수면과 갑상선 기능을 개선하는 간단한 방법들

갑상선 기능저하증은 수면 장애를 일으키고 수면 장애는 다시 갑상선 기능저하증을 일으키는 그런 관계에 있다. 그러므로 이런 악순환의 싸이클을 깨부수는 것이 중요하다.

이를 위해서는 원인을 근본적으로 해결해야 한다. 양생 갑상선 기능회복 프로그램이 목표로 하는 것 중 하나가 바로 이것이다. 그래서 수면의 질과 양을 개선시켜서 갑상선 기능저하에 긍정적인 영향을 미치도록 하는 일부터 시작해야 한다.

혈당 균형을 맞춘다.

혈당 레벨이 불안정하게 오르내리면 스트레스 호르몬이 증가되어 깊고 충분한 수면을 이룰 수 없다. 스트레스 호르몬이 다시 증가하기 전에 어느 정도 시간이 걸리기 때문에 그 사이에 이를 빨리 교정하여 스트레스를 최소화시키고 다시 잠으로 빠져들 수 있게 만들어 주어야 한다.

이렇게 하기 위해서는 침대 옆에 빨리 소화되는 당분 공급원을 준비해 놓고 있어야 한다. 그것이 바로 오렌지 주스다. 이것을 자기 전에 조금 마시고 만약 잠에서 깨어나면 다시 마시고 하여 혈당 레벨이 항상 떨어지지 않고 다시 올라갈 수 있도록 만들어 주는 것이 스트레스 호르몬을 올리지 않고 낮추는 좋은 방법이 된다.

소금 섭취를 증가시킨다.

소금은 아드레날린 레벨을 낮추는데 필요하다. 소금(나트륨)은 갑상선 기능저하중일 때 소실되기 쉽다. 그래서 항상 식사 속에 적절한 양의 소금을 섭취하는 것이 매우 중요하다. 밤에 잠을 깨우는 스트레스 호르몬의 증가를 낮추기 위해서는 오렌지 주스에도 약간의 소금을 첨가하여 마시는 것이 좋은 방법이다.

자기 전에 모든 스트레스를 흘려보낸다.

밤 시간 그 자체만으로도 몸에는 충분한 스트레스가 가해지고 있는 상태다. 그러므로 자기 전에 더운 물로 목욕을 하거나 명상, 독서, 단전호흡 같은 건강 행위를 실천하는 것이 불필요한 스트레스와 몸의 긴장을 없애주는 좋은 방법이 될 수 있다. 이렇게 하면 수면도 좋아지고 갑상선 기능에도 도움을 준다.

햇빛을 쬐라

오늘날 햇빛(자외선)을 두려워하며 피하는 사람들이 많이 있다. 피부암은 실제 햇빛과 관련 있는 것이 아니라 갑상선 기능저하증, 다중불포화지방산이 많은 불량 식사와 관련이 있다.

아침과 낮에 쬐는 햇빛은 스트레스 호르몬을 낮추는 효과가 있다. 또한 햇빛은 세포가 에너지를 생산하도록 자극하는 효과도 가지고 있다. 그래서 아침에 처음 쬐는 햇빛은 갑상선을 자극하며 세포로 하여금 그 날 하루 종일 에너지 레벨을 높여주는 그런 역할을 한다.

그러므로 매일 최소 20분 정도는 직접 햇빛을 쬐는 것이 필요하다. 그러나 모든 것이 그러하듯 너무 많이 햇빛을 쬐는 것은 별로 바람직하지 못하다.

햇빛이 없을 때에는 다른 빛 공급원을 사용하라.

주로 실내에서 생활하거나 또는 야간에 활동하거나 또는 겨울철

이 긴 북극 지방에 사는 사람들의 경우에는 갑상선 기능저하증에 빠질 위험이 높다. 특히 정서적으로도 오랜 어둠 속에 사는 사람들은 우울증에 빠질 가능성이 높다.

이런 경우 어둠 속에서도 원적외선 또는 백열등 불빛을 쬐는 것이 햇빛 효과를 대신 얻을 수 있는 방법이다. 가격도 얼마 비싸지 않기 때문에 직장이나 가정에 이를 구입하여 설치해 놓는 것이 좋다.

술을 마시지 마라.

술은 여러 레벨에서 스트레스를 일으킬 수 있다. 우선 위장관 속에서는 염증을 일으켜 스트레스 호르몬을 증가시킬 수 있다. 또한 술은 간에 직접적인 영향을 주어 간 기능을 저하시키는 작용을 한다. 그래서 갑상선 호르몬이 간에서 활성형으로 전환되는 것을 막고 간이 글리코겐을 저장하는 능력도 저하시키게 만든다. 이 밖에 너무 많은 술을 마시면 그 자체가 수면을 이루는데도 지장을 주고 그로 인해 깊은 수면을 잘 수가 없도록 만들기 때문에 역시 스트레스 호르몬이 증가하고 갑상선 기능은 저하되는 결과를 초래시킨다. 그래서 깨어난 뒤에도 몸이 녹초가 되는 숙취를 경험하게 되는 것이다. 그러므로 갑상선 기능저하증이 있는 사람은 술을 마시면 안 된다.

호르몬 균형을 좋게 개선하라.

프로제스테론이나 심지어 갑상선 호르몬 그 자체를 적시에 사용하면 스트레스 호르몬을 억제시키고 수면의 질을 호전시키는데 많은 도움을 얻을 수 있다. 이에 관해서는 이전 제12장 양생 갑상선 기능회복 프로그램 중 호르몬 보충 플랜에서 자세히 설명하였다.

운동과 갑상선 기능저하증

운동은 갑상선 기능저하증 환자에서 논란이 있는 문젯거리다. 갑상선 기능저하증 환자들은 수분이 저류되고 대사 속도가 느리기 때문에 과체중 상태로 넘어가는 경우가 대부분이다. 그래서 운동을 통해 체중을 감량하려면 다른 사람에 비해 몇 배 더 열심히 운동을 해야만 한다. 그래도 체중이 잘 빠지지 않는다. 실제로 갑상선 기능저하증 환자들을 보면 대부분 운동을 매우 힘들어 한다.

집중적 운동(에어로빅과 비에어로빅)이 갑상선 기능에 미치는 효과

무조건 운동을 많이 하는 것이 좋다는 생각은 잘못된 생각이다. 자신의 몸과 상태에 맞게 적당한 운동을 하는 것이 훨씬 좋다.

갑상선 기능저하증에 걸렸다고 무조건 체중이 증가하는 것은 아니다. 갑상선 기능저하증인 사람들 중에는 마른 체형을 가진 사람도 많이 있다. 따라서 체중이 갑상선 기능저하증의 정확한 반영 지표가 되지 못한다는 점을 기억해 둘 필요가 있다.

실제로 여러분은 직업 운동선수들 중에 신체적 스트레스로 인해 갑상선 기능저하증에 빠져 있는 사람들이 매우 많다는 사실을 알고 있는가? 우리는 직업적 운동선수들이 이상적인 건강 모델인줄 알고 있지만 실제 그 내용을 들여다보면 그들 중 상당수가 이와 같은 호르몬 문제를 가지고 있음을 알고 놀라게 된다. 이들이 직업으로서의 운동선수 생활을 마치게 되면 신체적 스트레스가 줄어들기 때문에 건강한 상태를 유지할 것이라고 생각하는 사람들이 많다. 그러나 실제 내용은 정반대다. 대부분 체중이 증가하고 다른 건강상의 문제들이 일반인에 비해 더 빨리 나타나게 된다. **그 이유가 바로 갑상선 기능저하 때문이다.** 갑상선 기능이 수명의 지표라고 생각하고 직업적 운동선수들이 얼마나 오래 사는가를 조사해 보았더니 일반인들에 비해 훨씬 수명이 짧다는 결과가 나왔다. (평균 수명 : 직업적 운동 선수 67세 vs. 일반인 76세)

그러므로 너무 지나친 운동은 만성 스트레스가 되어 도리어 갑상선 기능에 나쁜 영향을 준다는 사실을 알 수 있다. 특히 강도가 높은 운동을 집중적으로 하게 되면 갑자기 당분을 많이 필요로 하게 되므로 갑상선 기능저하증 환자들 입장에서는 더욱 힘들어진다. 그래서 스트레스 호르몬이 더 많이 나와 근육을 분해시켜서라도 당분 레벨을 올리려고 한다. 이런 일이 반복되면 결국 근육은 줄어들고 복부 주변으로 지방만 늘어나는 일이 벌어지게 된다.

특히 스트레스 호르몬이 분비되면 혈류 속에 다중불포화지방산 레벨도 증가하게 되어 갑상선 기능을 더욱 떨어뜨리게 된다. 그래서 일부 연구에서는 고강도 운동을 집중적으로 하게 되면 몸에서 활동성 갑상선 호르몬 T3의 생산이 바로 중단된다고 주장하고 있다. 그리고 이런 억제 효과는 운동이 끝난 뒤에도 지속된다고 말하고 있다. 물론 운동이 가지는 긍정적인 측면도 있다. 운동 도중 그리고 직후에 체온이 오르면서 대사가 증가하고 엔도르핀이 분비되어 상쾌한 기분을 느낄 수 있다는 장점도 있다. 그래서 이런 장점을 생각한다면 적당한 운동이 건강에 도움이 되는 것만은 확실하다. 그러나 내가 여기서 말하는 점은 너무 지나치게 힘든 운동을 하는 것이 오히려 스트레스가 되어 갑상선 기능을 해칠 수 있다는 사실을 분명히 해 두고자 함이다.

갑상선 기능저하증에 부적합한 운동

에어로빅이든 또는 비에어로빅이든 간에 너무 집중적으로 하는 운동은 좋지 않다. 그런 운동을 하면 맥박과 호흡수가 증가하고 스트레스가 가중되어 근육이 소실되고 갑상선 기능이 떨어질 수 있다.

비에어로빅 운동은 그 자체가 나쁜 것은 아니지만 적절하게 시행되지 못할 경우에 갑상선이 치유되는 것을 방해할 수 있다. 그러므로 이런 부정적인 측면을 상쇄시키기 위해서라도 다른 적절한 운동들과 균형을 맞춰 시행하는 것이 좋다.

이 밖에 운동을 할 때에는 그날의 스트레스 레벨과 자신이 감당할 수 있는 몸 상태 등에 맞춰 그 양과 종류를 결정하여 시행하는 것이 좋다.

갑상선 기능에 나쁜 운동의 종류	
집중적인 에어로빅 운동	장거리 달리기 또는 마라톤 등
집중적인 비에어로빅 운동	무거운 물건 들기, 역도, 전속질주, 등

갑상선 기능저하증에 적합한 운동

분명하게 말하지만 운동은 꼭 필요한 생활습관이다. 그러나 이를 잘못 사용하면 도리어 몸을 해칠 수 있기 때문에 자신에게 맞는 적절한 운동을 선택해서 실천하는 것이 매우 중요하다.

갑상선 기능저하증에 도움이 되는 운동은 몸과 갑상선 샘에 너무 스트레스를 주지 않는 그런 운동이어야 한다. 그러므로 경쟁적 운동보다는 자기 체중을 실어서 부드럽게 움직이는 치유 운동을 하는 것이 좋다.

갑상선 기능에 좋은 운동의 종류	
동양의 전통 운동	태극권, 기공 체조, 요가, 즐거운 놀이
서양의 전통 운동	필라테스, 댄스, 가벼운 물건 들기, 즐거운 놀이

운동시 주의사항

가장 흔히 저지르는 실수는 아침에 집중적인 고강도 운동을 하는 것이다. 이런 일은 절대 하지 말아야 한다. 그리고 빈속에 운동하지 말아야 한다.

스트레스 호르몬은 밤새 증가하여 아침에 가장 높은 레벨을 이루고 있다. 이런 상태에서 빈속에 운동을 하면 스트레스 호르몬이 더 오랫동안 높은 레벨로 지속되게 된다. 그러면 하루 종일 스트레스 호르몬이 높은 레벨로 머물게 되므로 좋지 않을 수 있다. 반면, 아침 식사를 하면 혈당 균형이 이루어지면서 스트레스 호르몬 레벨이 내려가게 된다. 이런 점을 생각하면 운동을 꼭 아침에 빈속에 하지 말고 하루 중 적당한 시기에 혈당이 어느 정도 유지되고 있는 상황에서 하는 것이 스트레스 호르몬을 자극하지 않으면서도 운동 효과를 최대로 거둘 수 있는 좋은 방법이라고 생각한다.

독소와 갑상선 기능저하증

지금까지 살펴보면 갑상선 기능저하증을 일으키는 여러 요인들이 다시 갑상선 기능저하증 자체로 인해 부적절한 방향으로 악화되는 네가티브 피드백 고리를 형성하게 됨을 알 수 있다. 이번에 말할 독소 문제 역시도 이런 악순환적 상황 구도를 형성하고 있다고 말할 수 있다.

독소가 갑상선 기능에 미치는 영향

갑상선은 간을 활기차게 움직이도록 돕는 작용을 한다. 그래서 간은 몸 안의 독소들을 해독시켜 몸 밖으로 내보내는 작업을 원활하게 하도록 돕는 역할을 한다. 그러나 갑상선 기능저하증이 발생하게 되면 간의 이런 해독 및 분해 능력이 저하되게 된다.

우리는 자신도 모르게 매일 많은 종류의 독소들과 접하며 살고 있다. 그 양은 사람마다 다르다. 이런 독소와의 접촉을 관리하는 것도 중요하지만 거기에는 한계가 있을 수밖에 없다. 그래서 최종적으로는 자신의 몸속에서 이를 해독시키는 방법이 중요하고 그것에 의존할 수밖에 없다. 바로 이런 점 때문에 우리가 갑상선과 간 기능을 함께 건강한 상태로 유지해야만 갑상선 건강을 최적의 상태로 달성할 수 있게 된다.

그런데 갑상선 기능저하증에 빠지게 되면 간이 이런 독소를 해독하여 처리하는 능력을 잃게 되므로 몸 안에 독소가 축적되고 그것들은 일단 지방 조직이란 독소 저장창고 속에 쌓이게 된다. 그러면 점점 더 체지방이 증가하고 염증 레벨이 증가하는 열악한 환경 속으로 빠져들게 되어 추가로 다시 스트레스와 염증 반응들이 자주 일어나 호르몬 불균형과 갑상선 기능을 억제시키는 악순환의 구조가 형성되는 것이다.

바로 이런 이유 때문에 '몸속 대청소'를 통해 이런 독성 물질들과 몸 안에 쌓여 있는 쓰레기들을 제거해버리는 것이 갑상선 기능을 살리는 가장 확실한 방법이 된다.

환경 독소들

환경 독소는 도처에 있으며 매일 그 종류와 양이 늘어나고 있는 실정이다. 이는 주로 새로운 합성 물질들과 산업용 화학물질들이 우리가 살고 있는 환경 속으로 계속 방출되어 주변 환경을 오염시키고 있기 때문이다.

문제는 현대 사회를 살면서 이런 독소들과의 접촉을 마냥 피하고 살 수만은 없다는데 있다. 물론 최대한 피하려고 노력은 해야 한다. 그렇지만 정말로 피할 수 없는 경우도 많이 있다. 이렇게 피할 수 없는 경우에는 어쩔 수 없이 주기적인 "몸속 대청소"를 통해 이들을 몸 밖으로 빼내는 수밖에 없다. 그렇지만 그 전에 가능한 이런 독소들이 몸속으로 들어오는 것을 막는 방법을 택해야 한다. 이런 독소들이 몸속으로 들어오는 것을 막기 위해서는 우리 몸에 해를 주는 독소들이 어떤 것들이 있는지 먼저 알아야 한다. 왜냐하면 이들을 알고 있어야 피할 수 있는 대책도 마련할 수 있기 때문이다.

환경 독소의 종류

1. 식품 독소들

독소는 우리가 매일 먹는 음식 속에도 들어 있다. 오늘날 많은 농작물들이 농약, 살충제, 제초제 등을 사용하며 재배되고 있기 때문에 각종 식품 속에 이들이 그대로 잔류하여 남아 있게 된다. 이들은 주로 에스트로젠 성격을 띠고 있다. 잘 알다시피 에스트로젠은 갑상선 기능을 억제시키고 간에서 T4를 T3로 전환시키는 작용도 방해한다.

게다가 식품 속에는 자기 스스로를 방어하기 위한 각종 반영양물질들이 포함되어 있다고 말한 바 있다.(예 : 피틴산, 글루텐 등) 그러므로 우리가 음식을 먹는 것만으로도 일부분의 독소는 불가피하게 섭취하고 있다고 보아야 한다. 이런 이유 때문이라도 각자 자신에 맞는 음식을 먹되 가능한 유기농 식품으로 골라서 먹어야 한다.

2. 플라스틱 계열의 독소들

플라스틱 속에는 **제노에스트로젠**이라고 불리는 독성 화학물질들이 많이 들어 있다. 이들은 몸속에 들어가서 에스트로젠과 유사한 작용을 하기 때문에 갑상선 샘의 작용과 간의 작용을 억제시키는 효과를 발휘한다. 그러므로 우리 주변의 플라스틱 제품 사용에 대해 항상 경계의 눈초리를 게을리 하면 안 된다.

예를 들어 BPA라는 플라스틱 첨가제가 환경 호르몬 역할을 하기 때문에 문제가 되니까 BPA free라는 플라스틱 제품들이 많이 나와 있다. 그러나 이런 제품을 자세히 살펴보면 비록 BPA는 없을지언정 다른 플라스틱 화학 첨가물질들이 더 많이 들어가 있음을 알 수 있다. 그러므로 플라스틱 제품은 실생활에 편리함을 주기는 하지만 결코 건강에 바람직한 제품은 아니라는 점을 알아야 한다.

특히 어린 아이들이 이런 플라스틱 제품 속의 유사 에스트로젠에 일찍 노출되면 각종 발달장애와 성적 기능이상을 초래할 수 있기 때문에 아이들이 갖고 노는 장난감의 재질도 꼼꼼히 살펴보는 자세가 필요하다.

이 밖에도 사람들이 사서 마시는 먹는 샘물이 담겨 있는 플라스틱 물병에도 이런 독성 물질들이 들어 있다는 사실을 인식해야 한다. 이들이 특히 낮에 햇빛을 받게 되면 플라스틱 속의 가소제들이 물속으로 스며나기 때문에 결국 이런 물을 마시는 것이 독소를 섭취하는 것과 같다고 할 수 있다. 또한 플라스틱 그릇에 담겨 있는 음식을 전자레인지에 덥히는 것도 매우 위험한 행동이다. 플라스틱이 마이크로파의 고에너지를 받게 되면 그 속에 있던 독성물질들이 스며나 음식을 오염시키게 된다. 따라서 이런 사소한 일상생활에서의 실수를 범하지 않도록 주의할 필요가 있다.

3. 가정용 세제 및 청결제 속의 독소들

집안이나 사무실을 청소할 때 사용하는 많은 세제 및 청결제 등에도 독성 화학물질들이 함유되어 있다. 이들은 독성이 강하기 때문에 집안 청소 시에 함부로 마구 사용하면 안 된다. 이들은 피부를 통해서도 흡수될 수 있고 먹는 음식에 묻어서 위장관 점막을 통해서도 흡수될 수 있다. 더운 지방에서는 벌레나 해충을 몰아내기 위해 가정용 살충제를 사용하는 경우가 많은데 이런 것 역시 사람들의 건강에 나쁜 영향을 준다. 심지어 밖에서 신고 다니던 신발에 묻은 화학물질이 그대로 집안으로 들어오는 경우도 흔하다. 이들은 모두 에스트로젠성 화학물질들이기 때문에 갑상선 기능을 억제시키는데 기여한다.

4. 개인용 위생청결제와 화장품 속의 독소들

사람들이 자신의 위생과 미용을 위해 몸과 얼굴의 피부에 바르는 각종 제품들 속에도 여러 환경 독소들이 들어 있다.

화장품 속에는 독소와 합성 호르몬들이 들어 있고 땀 냄새를 없애주는 제품 속에는 알루미늄이란 중금속이 들어 있다. 치약 속에는 갑상선 기능저하증을 일으키는 불소가 들어 있다. 불소는 우리 몸속에서 100여 가지 효소 작용에 영향을 미쳐서 뼈를 약화시키고, 경련, 암, 조기 노화 등을 일으키는 위험한 물질에 해당된다. 또한 치과에서 사용하는 은빛 아말감 충전재 속에는 수은이 들어 있다. 수은은 T4를 T3로 전환시키는 과정을 억제시킨다. 우리가 흔히 먹는 물속에도 염소를 포함하여 유사한 독소가 많으므로 이를 걸러서 먹어야 한다.

이 밖에도 여러 가지 독소들이 우리가 사용하는 생활 제품 속에 들어 있다. 그러므로 이런 인공 제품들을 가능한 사용하지 말고 천연 제품으로 대체하려는 노력을 해야만 그나마 환경 독소들과의 접촉을 최소로 줄일 수 있다.

독소를 해독하는 간의 역할

간은 매일 우리 몸속으로 들어오는 환경 독소들을 해독하는 일을 한다. 또한 몸에서 사용하고 난 호르몬들을 분해시켜 몸 밖으로 배출시키는 작업도 한다. 호르몬 균형을 유지하는 차원에서 보면 특히 이 후자의 역할이 매우 중요하다.

그런데 갑상선 기능저하증으로 간 기능이 약해지면 몸속으로 들어온 독소들을 제거하는 일을 제대로 하지 못할 뿐 아니라 분해시켜야 할 호르몬들마저 처리하지 못하는 일이 발생하게 된다. 이중에서 가장 문제가 되는 것이 바로 에스트로젠 호르몬이다. 그래서 갑상선 기능저하증 환자들 사이에서 에스트로젠 레벨이 증가하게 되는 경우를 흔히 볼 수 있다. 그렇게 되면 증가된 에스트로젠 레벨이 다시 갑상선 기능을 억제시키는 작용을 하기 때문에 부정적인 악순환 고리가 형성되게 된다.

요점 정리 : 스트레스 레벨을 줄이는 법

1. **생활 속에서 자신의 주요 스트레스 원인을 찾고 이를 인지하고 그것을 최소화시키는 노력을 해야 한다.**

   종이 위에 자신에게 스트레스를 주는 요인들을 적어본다. 그리고 그 중에서 배제할 수 있는 것들을 뽑아 없애도록 노력한다. 이 작업은 확실히 여러분이 겪고 있는 스트레스 문제를 일목요연하게 해결하는 전략을 세우는 데 도움을 줄 것이다.

2. **스트레스 레벨을 낮추려는 보다 적극적인 조치를 한 가지 이상 취하도록 한다.**

   명상, 심호흡, 이완 훈련, 취미 활동 등 어느 것이라도 좋다. 자신에게 맞는 그런 것을 선택하여 집중하면 스트레스가 줄어들 것이다.

3. **수면의 양과 질을 좋게 개선한다.**

   수면 장애가 있는 사람은 자신의 식사에서부터 문제점을 찾아 이를 바로잡으려고 해야 한다. 가능한 일찍 자고(밤 10시 반 이전에 잘 것) 너무 일찍 일어나지 말아야 한다.(아침 6시 이후에 일어날 것)

4. **격렬한 운동은 피하고 스마트한 운동을 한다.**

   체중을 줄이기 위해 운동을 격렬하게 하겠다고 마음먹었으면 이런 생각을 버리고 갑상선을 치유시키는데 도움을 주는 부드러운 운동(요가, 태극권, 기공 체조 등)으로 바꿔 시행하라.

5. **독소에 노출되는 기회를 줄여라.**

   독소는 어디든 있다. 그러므로 이것에 노출되는 기회를 줄이는 것이 상책이다.

제14장 양생 갑상선 기능회복 프로그램 중 산화적 대사율 증대법

미토콘드리아의 기능저하

나는 앞서 갑상선 호르몬의 궁극적인 역할이 세포의 에너지 대사를 증진시켜 주는 일이라고 말했다. 그래서 세포가 에너지를 제대로 생산하고 있는지 알아보는 방법으로 체온과 맥박수를 측정하는 것이 가장 정확한 방법에 해당된다고 강조하였다.

제1장에서 설명한 갑상선 호르몬 경로를 보면 매 마지막 단계가 세포 속 미토콘드리아에서 갑상선 호르몬이 작용하여 에너지를 생산하는 과정이다. 그래서 아무리 갑상선 호르몬 T3가 세포 속으로 많이 들어온다고 해도 미토콘드리아가 에너지를 생산하지 못하는 경우에는 갑상선 기능저하 증세를 나타나게 된다. 그럼 이런 일은 왜 발생하는 것일까?

미토콘드리아의 기능저하에 대해서는 여러 이론이 있지만 그 중 한 가지 확실한 사실은 계속되는 산화 작용의 여파로 자유기가 발생함으로써 손상을 받아 그 기능을 상실하게 된다는 이론이다. 물론 미토콘드리아 속에는 이런 자유기의 손상으로부터 자신을 보호하는 항산화 시스템이 존재하고 있다. 그러나 산화 작용이 계속 일어나기 때문에 항산화 방어시스템의 기능이 궁극적으로 약화되어 어느 시점에서부터는 더 이상 자유기의 공격을 방어하지 못하고 스스로 퇴행하게 된다. 이처럼 세포 속의 미토콘드리아는 가만히 있는 것이 아니라 소멸과 재생을 반복하며 대응을 하고 있다. 그렇지만 어느 순간부터는 재생이 소멸을 따라가지 못하게 되고 그 때부터 세포에서 에너지 생산이 줄어들고 퇴행과 염증이 발생하게 되는 내리막길로 들어서게 된다. 그래서 인간과 같이 미토콘드리아들 가진 세포들은 영원히 살지 못하는 이유는 바로 세포핵의 유전자 때문이 아니라 미토콘드리아의 소멸 때문이라는 점을 알아야 한다. 이런 이유로 **건강하게 오래 살기 위해 우리가 할 수 있는 유일한 방법은 세포 속의 이런 미토콘드리아의 소멸 속도를 늦추는 길 밖에 없다.**

산소이용률의 저하

미토콘드리아의 기능이 저하되면 산소이용률이 저하되는 결과가 초래된다. 이것은 산소가 있어도 이를 제대로 이용하지 못해 에너지를 생산해 내지 못하는 상황이라 산소 공급이 안 되어서 에너지를 생산하지 못하는 상황과 분명 구분된다. 세포에 물리적으로 산소가 공급되지 못하는 상황을 허혈성 저산소증(ischemic hypoxia)이라고 한다면 산소가 있어도 미토콘드리아가 이를 이용하지 못해 에너지를 생산하지 못하는 경우는 '기능적 저산소증(functional hypoxia)'으로 구분해야 맞다. 이는 그 동안 계속된 산화 작용으로 말미암아 미토콘드리아의 내막에서 자유기 생성이 증가되면서 내막의 기능이 점차 떨어지기 때문에 생기는 현상이라 할 수 있다. 마치 우리가 난로를 오래 사용하면 그 안에 검댕이가 끼어 난로의 효율이 떨어지는 현상과 비슷하다고 보면 된다.

그럼 미토콘드리아의 산소이용률을 저하시키는데 기여하는 요인에는 어떤 것이 있을까? 거기에는 지방 분해 능력의 감소, 지방산 대사의 저하, 영양 결핍, 수면 부족 및 수면 장애, 호르몬 부족 및 불균형, 독소 작용, 감염, 허혈성 저산소증, 메틸화(methylation)의 장애 및 저하, 스트레스, 염증, 저혈당 발생 등 여러 가지가 있을 수 있다. 이런 요인들로 인해 산소이용률이 저하되면 다음 두 가지 현상이 함께 일어난다. 하나는 앞서 말한 대로 기능적 저산소증으로 말미암아 자유기 생산이 증가하게 되는 것이고 다른 하나는 항산화 중화 효소들의 생산이 감소하게 되어 산화 스트레스에 대한 방어 능력이 감소되는 것이다. 항산화 효소의 생산은 ATP 레벨의 영향을 받기 때문에 산소이용률이 저하된 상태에서는 그 생산량이 현저하게 줄어들 수밖에 없다. 이런 상태가 되면 미토콘드리아 DNA에 돌연변이가 일어나 미토콘드리아 속의 DNA, 단백질, 지질은 물론 내막에 손상을 주고 산소이용률도 따라서 감소하게 된다. 미토콘드리아 내막은 전자 전달이 일어나는 아주 중요한 공간으로 여기가 손상되면 단백질과 다른 거대 분자들이 변형되고 산소를 이용하여 ATP를 생산하는 과정이 큰 타격을 입게 된다. 그래서 더욱 더 미토콘드리아의 산소이용률을 저하시키는 악순환의 고리가 형성되고 그 결과로 각종 퇴행성 질환과 노화 과정이 가속화된다.

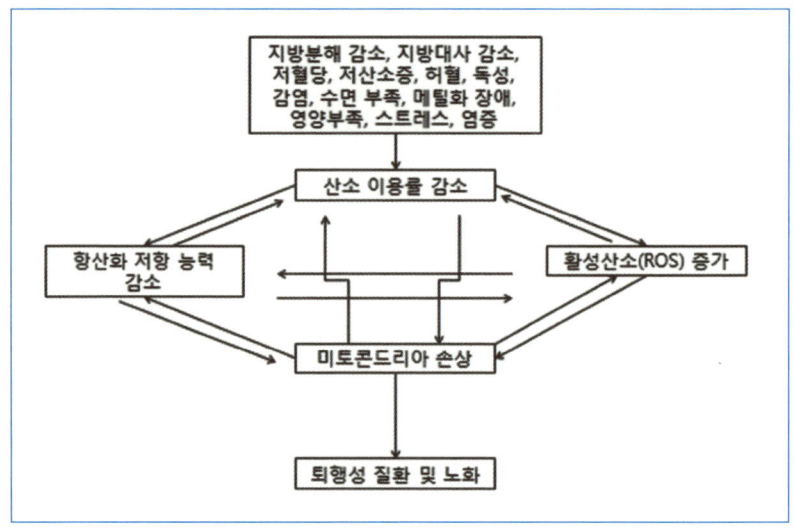

그림 7 ▎산소이용률 저하가 퇴행과 노화를 일으키는 악순환의 고리.

미토콘드리아의 산소이용률을 높이는 방법

그럼 미토콘드리아의 산소이용률을 다시 높이는 방법은 무엇일까? 이것만 높이면 다시 세포의 대사 효율을 올려 갑상선 기능을 정상화 시키는데 많은 도움을 줄 수 있을 것이 분명하다.

그러나 안타깝게도 많은 사람들은 이 문제를 단순하게 생각하여 관련 영양분만 많이 공급해 주면 문제가 저절로 해결되는 줄 알고 있다. 그래서 무조건 많은 영양제만을 섭취하는데 혈안이 되어 있는 사람들이 많다. 가장 대표적인 사람이 불로초를 찾는 사람들이다. 이런 사람들은 자신이 한창 성장할 때의 경험 수준에 머물러 부족한 것을 보충해주기만 하면 모든 문제가 해결된다고 생각하는 어리석은 사람들이라 할 수 있다. 물론 이 방법은 주로 성장하는 사람들에게 적용할 경우 효과를 볼 수 있는 방법이다.

그러나 이미 성장이 다 끝난 시점에 있는 사람들에 있어서는 이 방법이 별 효과를 발휘하지 못한다. 그래서 여기서 한발 더 나아가 생각해 낸 방법이 항산화제를 공급해 주는 방법이다. 미토콘드리아가 에너지를 만들어 내기 위한 과정에서 산화 스트레스를 받아서 자유기 손상을 입는 것이 불가피한 일이기 때문에 이들로부터 미토콘드리아를 보호하기 위해서는 방어 작용을 하는 항산화제를 많이 공급해 주면 미토콘드리아의 소멸을 어느 정도 막을 수 있을 것이라는 생각이다. 이 생각은 언뜻 보기에도 그럴 듯하여 많은 사람들의 호응을 얻고 있다. 특히 비타민 C를 포함하여 각종 항산화 영양제를 만들어 파는 사람들의 입장에서는 그들의 입맛에 딱 들어맞는 논리라고 할 수 있다.

그러나 실제 임상에서 보면 이 방법을 사용하고 있음에도 불구하고 항산화제에도 전혀 반응하지 않거나 또는 일시적으로만 반응하는 그런 경우를 더 많이 볼 수 있다. 그 이유는 미토콘드리아의 내부에 산화적 스트레스로 손상된 분자들이 그대로 남아 있어 여전히 효율적인 에너지 생산을 하지 못하고 있기 때문에 그렇다. 따라서 이런 경우에는 도리어 산화 기전을 이용하여 미토콘드리아 내부를 청소하는 작업을 하는 것이 올바른 방법이라고 할 수 있다.

그럼 미토콘드리아 내부를 청소하는 방법에는 어떤 것이 있을까? 물론 "몸속 대청소"를 통해 미토콘드리아 속의 쓰레기와 노폐물을 제거하는 방법이 있을 수 있다. 이 방법은 시간이 좀 걸리기 때문에 앞서 말한 "몸속 대청소" 작업의 일환으로 계속하면 된다. 여기서는 이를 좀 더 빠르게 할 수 있는 방법에 대해 알아보기로 하자.

그것은 바로 산화 작용을 이용하여 미토콘드리아 내부에 끼여 있는 쓰레기 물질들을 연소시켜 버리는 작업이다. 그렇게 되면 미토콘드리아가 다시 새롭게 재생되어 효율적으로 에너지를 생산할 수 있게 된다. 이것은 마치 오래된 난로를 잘 청소하여 다시 사용하는 것과 같은 이치라고 보면 된다.

따라서 우리가 산화는 몸을 해치는 나쁜 기전이고 항산화는 몸을 방어하고 보호해주는 좋은 기전이란 이분법적 사고방식에 사로잡혀 고정된 프레임을 유지하고 있는 것이 얼마나 잘못된 것인지 깨달아야 한다. 몸속에서 에너지를 생산하고 쓰레기를 태워버리기 위해서는 산화라는 기전이 반드시 필요하다. 만약 이런 산화 작용이 제대로 일어나지 못하게 되면 그것이 바로 산소이용률이 저하되는 상황인 것이다. 그래서 산소가 있어도 이를 이용하지 못하는 어처구니가 없는 상황이 전개된다.

미토콘드리아가 산소를 이용하여 다시 에너지를 생산하게 만들기 위해서는 바로 이 산화 기전을 적절하게 활성화시켜야 한다. 그래야만 산소를 이용하여 다시 에너지를 많이 생산할 수 있게 된다.

이렇게 미토콘드리아의 산소이용률을 높이기 위한 방법이 두 가지가 있다. 하나는 **운동**을 통해 산소이용률을 높이는 것이고 다른 하나는 생물학적 산화제를 이용하여 산화 작용을 촉진시키는 방법이다. 이중에서 후자의 방법을 '**생산화 요법(bio-oxidant therapy)**'이라 부른다.

어느 방법이 됐든 산화 기전을 이용하는 경우에는 너무 지나쳐서 산화 부작용으로 자유기가 많이 발생되어 손상을 더욱 가중시키지 않도록 조심할 필요가 있다. 그래서 갑상선 기능저하증에서도 너무 지나친 운동이나 생산화 요법은 권하지 않고 세포의 미토콘드리아를 청소할 정도로만 이들을 사용할 것을 권하고 있다.

갑상선 기능저하증 환자의 운동에 관하여는 제13장 **양생 갑상선 기능회복 프로그램 중 스트레스 조절 및 생활 스타일 개선 플랜**에 좀 더 자세히 설명되어 있다. 그것을 요약하면 너무 지나친 운동보다는 적절한 운동을 하는 것이 좋다는 내용이다. 마찬가지로 생산화 요법을 시행할 때에도 그 사람의 갑상선 기능과 전신 상태에 맞춰 적절한 정도로 생산화 요법을 시행하면 많은 도움을 얻을 수 있다.

생산화 요법

생산화 요법이란 산소, 오존, 자외선, 광양자(biophoton) 같은 생물학적 산화제를 이용하여 몸속에서 산화 기전을 자극하는 치료 방법을 말한다. 그래서 산소이용률을 증대시켜 에너지 생산을 증대시킴과 동시에 이를 기반으로 각종 생리적 대사 기능을 활성화시켜 몸의 흐트러진 균형을 회복할 수 있는 전기를 마련해 보는 치료법이라 할 수 있다.

우리 몸에서 일어나는 가장 대표적인 산화 작용은 산소를 이용하여 연료를 태워서 에너지를 생산하는 과정이다. 그래서 갑상선 호르몬이 궁극적으로 하는 작용 역시 이런 산화 작용을 북돋우기 위한 것이라는 점을 알아야 한다. 즉, 갑상선 호르몬은 산화를 촉진시켜주는 호르몬인 것이다. 그런데 만약 갑상선 기능저하증 상태가 되면 이런 산화 작용이 원활하게 일어나지 못해 문제가 발생하게 된다. 이 때 다른 유용한 산화제를 사용하여 다시 적절한 산화 작용이 활성화되도록 만들어 주면 그 여파로 에너지 생산이 증가하여 세포 기능이 다시 되살아날 수 있게 된다. 그러므로 갑상선 기능저하증에서는 적절한 생산화 요법이 때론 유익한 효과를 발휘할 수 있게 되는 것이다.

다만 이 경우 주의할 점은 앞서 언급했듯이 너무 지나치지 않도록 산화 작용을 잘 조절할 필요가 있다. 그래서 몸속에서 너무 큰 불이 일어나 나머지 세포들에 손상 후유증을 남기지 않도록 조심하면서 조금씩 제한적으로 사용하면 전혀 문제가 되지 않는다. 이런 점 때문에 나는 생산화 요법이 예술적 요소를 지닌 치료법이라 생각한다. **너무 과하면 독이 되고 너무 약하면 효과가 없는 그런 치료법이라 할 수 있는 것이다.**

이렇게 하면 역설적이게도 몸에서 산화 작용으로부터 자신을 보호하는 항산화 효소가 더 많이 생산된다. 그래서 외부에서 구태여 항산화제를 투입하지 않더라도 스스로 자신을 보호하는 능력이 되살아나게 되는 것이다. 이렇게 되는 이유는 산화 작용으로 증가된 몸 속 에너지가 항산화 효소 등을 더 많이 생산하도록 자극하는데 사용되기 때문이라고 추정해 볼 수 있다. 따라서 생산화 요법을 사용하여 침체된 산소이용률을 증가시키면 다시 세포의 기능저하를 되살려 갑상선 기능저하증을 치료하는데도 많은 도움을 얻을 수 있다.

제15장 종합 실천편

지금까지 갑상선 기능과 관련한 여러 가지 정보들을 살펴보았다. 물론 여기서 언급한 것 말고도 더 자세한 내용들이 많이 있다. 그렇지만 좀 더 복잡한 내용으로 들어가면 더욱 이해하기가 어려워진다. 그래서 간단하게 실천할 수 있는 방법을 제시하는데 역점을 두려고 한다. 왜냐하면 중요한 것은 **실천**이기 때문이다.

본 양생 갑상선 기능회복 프로그램은 가능한 자연적인 방법으로 갑상선 기능을 회복시키는 **전인적 재생 관리 프로그램**이다. 따라서 그 사람의 식생활과 생활 습관의 변화를 통해 문제를 해결하고자 집중하는 일종의 **수행 프로그램**이라 할 수 있다. 이를 위해 무조건 약이나 보충제 섭취를 먼저 권하지 않고 우선 그 사람의 생활 속 스트레스를 조절하고 식단과 생활스타일의 변화를 통해 몸속 환경을 바꾸는데 초점을 맞추고 있다.

만약 이런 방법을 통해서도 호전이 잘 안 되는 경우에는 갑상선 기능저하증과 관련된 각종 호르몬들의 불균형을 바로 잡기 위해 약간의 약과 보충제를 사용해 볼 수 있다. 그리고 이런 보충제 사용을 할 때에는 반드시 담당 의사와 상의하여 결정할 것을 권장하고 있다. 사람들 중에는 호르몬의 악순환 고리가 완고하여 보충제까지 사용해야만 그것이 서서히 깨지는 경우가 종종 있기 때문이다.

그렇지만 우선은 보충제나 약물을 사용하기 이전에 자신의 생활 속 스트레스를 줄이고 식단을 바꾸면서 잘못된 생활습관들을 바로잡는 일부터 실천해 보길 적극 권하는 바다. 내가 여기서 권하는 다이어트는 일반적으로 시중에서 유행하는 다이어트와는 다르다. 이것은 갑상선 기능이 저하된 사람에게 적용되는 다이어트이면서 단기간에 체중을 빼는 것이 목표가 아니라 평생을 관리하는 차원에서 설계된 다이어트다. 그러므로 이런 다이어트를 시도해보고 만약 자신에게 도저히 맞지 않거나 다른 건강상의 문제가 드러나는 사람의 경우에는 반드시 전문가와 좀 더 구체적인 상의를 해보길 바란다. 그리고 이런 결정을 내리는데 있어서도 이 책에만 의존하지 말고 반드시 자신의 담당 의사와 상의해 나가는 태도를 가지라고 말해주고 싶다. 왜냐하면 갑상선 기능저하증은 평생을 관리해야 하는 중요한 문제이기 때문에 지면을 통해 모든 이야기를 다 할 수 없다는 사정도 있다는 점을 이해하여 주길 바란다.

또한 이 프로그램은 남과 경쟁하여 목표점에 빨리 도달하는 게임을 하는 것이 아니란 점을 분명히 이해하여 주길 바란다. 꾸준히 자신의 목표를 향해 나아가되 중간에 포기하지 말고 계속해서 적응하는 그런 프로그램이다. 그러므로 자신의 갑상선 기능저하 문제를 단시간에 해결하려는 얄팍한 생각을 버리고 적어도 6개월 이상 꾸준하게 실천하여 근본적인 변화를 꾀하도록 노력하는 자세를 가져야 한다.

내 목적은 가능한 이것을 간단하게 만들어 여러분들이 이해하기 쉽고 실천하기 좋게 만드는 것이다. 그래서 여러분 모두가 이를 통해 갑상선 기능저하 상태를 극복하고 이것의 노예가 되지 않고 건강한 자유인으로 살 수 있게 만들어 주는 것이다. 나는 여러분들이 그런 자유와 활기를 느끼면서 각자 자신의 인생에서 보람을 찾을 수 있도록 도와주고 싶을 뿐이다.

그래서 이 장에서는 본 **양생 갑상선 기능회복 프로그램**을 어떻게 여러분이 자신의 실생활 속에 녹아들게 할 것인지에 관해 보다 실질적인 내용들을 종합해서 살펴보기로 한다.

이상적인 다이어트 실천 방법

제7장 **양생 갑상선 기능회복 프로그램 중 식사 플랜**에서 갑상선 기능을 증진시키는 식품들과 갑상선 기능을 억제하는 식품들에 관해 설명한 바 있다. 또한 갑상선 기능을 치유하기 위해서 여기에 얽혀 있는 호르몬의 순환 고리를 풀고 이것이 정상으로 돌아갈 수 있도록 도와주기 위해 우선적으로 가장 필요한 것이 **혈당 레벨을 균형 있게 유지시키는 것**이라고 말했다. 여기서 다시 한 번 혈당 조절의 중요성과 그 장점에 대해 요약해서 설명해 보기로 한다. 특히 이런 혈당 조절의 중요성은 당분을 오래 저장하지 못하는 대사체질을 가진 사람에서 매우 중요하다.

> **혈당 조절의 중요성과 장점들**
>
> 1. 갑상선 기능을 억제시키고 있는 스트레스 호르몬의 생산과 분비를 하향 조절 시킬 수 있다.
> 2. 간이 충분한 당분 저장량을 가지고 있으면 비활동성 T4를 활동성 T3 호르몬으로 전환시키는 일이 원활하게 일어난다.
> 3. 에너지 연료로 당분을 사용하는 정상적인 대사 상태로 다시 되돌아 갈 수 있다.
> 4. 반 갑상선 작용을 하는 호르몬들의 효과를 상쇄시키고 갑상선에 유리한 우호적인 호르몬들의 생산을 증가시킬 수 있다.
> 5. 하루 종일 에너지와 기분을 안정되게 유지할 수 있다.
> 6. 혈당이 낮게 저하될 가능성이 적기 때문에 잘못된 식사를 하게 될 가능성이 줄어든다.

나는 갑상선 기능저하증 환자들에게 혈당 균형을 유지하기 위해 다음과 같은 4가지 규칙을 준수하라고 강조한다.

규칙1 : 대영양소인 단백질, 지방, 탄수화물의 비율을 자신의 대사 체질에 맞게 맞춰 먹는다.

평소 건강을 유지하는 식사를 하고자 할 때 제일 중요한 것이 바로 이런 대영양소의 비율을 맞춰먹는 것이다. 특히 자신의 생활 속에서 에너지를 효율적으로 생산하고 혈당을 안정되게 유지하기 위해서는 대영양소의 비율을 맞춰서 먹는 연습을 많이 해야 한다.

자신에게 맞는 비율로 식사를 하고 나면 기분이 좋고 에너지가 넘치며 집중력이 향상된다. 반면, 이 비율을 맞춰 먹지 못하면 식사를 한 뒤에도 에너지가 떨어지고 졸리고 집중하는 능력이 저하된다. 다시 말해 식사로 인해 갑상선 기능이 더 저하되는 것을 느낄 수 있다. 이처럼 매끼 식사 후의 반응을 보고 자신이 그 전 식사를 잘 먹었는지 그렇지 못하게 먹었는지를 쉽게 판단해 볼 수 있다. (참고: 부록 3 **식사일지 및 식후반응표**)

여기서 주의할 점은 이런 대영양소의 비율을 매끼 식사 단위가 아니라 하루 단위로 오해하여서는 안 된다는 점이다. 예를 들어 아침은 탄수화물로만 채우고 저녁은 단백질과 지방으로만 채우는 식의 식사는 대영양소의 비율을 맞추는 것이 아니다. 그것은 왜 대영양소의 비율을 맞춰야 하는지 그 이유를 모르는 소행이다. 그러므로 이 비율은 반드시 **매끼 식사 단위로 맞춰야 한다**는 점을 잊지 말길 바란다.

그럼 갑상선 기능을 증진시키며 자신에게 맞는 대영양소의 비율을 어떻게 정하는가?

처음 시작은 다음과 같이 한다.

처음 시작할 때 대영양소 비율	
탄수화물	전체 칼로리의 약 50%
단백질	전체 칼로리의 약 25%
지방	전체 칼로리의 약 25%

규칙2 : 매끼 자신의 식사를 튜닝한다.

가장 중요한 원칙이 혈당을 유지하고 스트레스 호르몬을 안정시키는 것이라는 점을 이해하였다면 이를 위해 탄수화물, 단백질 지방의 비율을 좀 더 세밀히 조절하는 튜닝 작업을 해야 한다. 그래야만 대사 효율을 최적으로 끌어올릴 수 있다.

아래 그림은 갑상선 기능저하가 회복되면서 최종적으로 자신의 대사체질로 돌아갔을 때의 대영양소 비율을 보여준다.

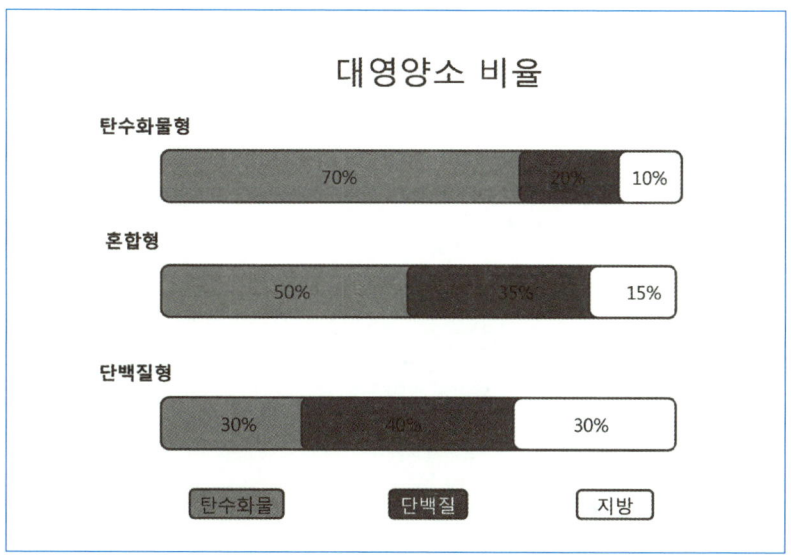

문제는 실제 식사를 할 때 이런 비율을 계산하면서 먹을 수 있는 경우가 거의 없다는 점이다. 그러므로 이런 이론에 근거하여 현실적으로 자신이 직감적으로 탄수화물 식품, 단백질 식품, 지질 식품을 적절하게 배합하여 먹는 지혜를 발휘해야 한다. 그리고 그것이 맞았는지 여부는 반드시 **식후 반응**을 보고 판단해야 한다.

갑상선 기능저하증 환자에 있어서는 식사 중에서 우선 조절할 수 있는 것이 탄수화물 즉, 당분이다. 당분 섭취량을 조절하여 식후 상태를 보고 에너지가 최적으로 느껴지는 점까지 올린 뒤 더 이상 증가하지 않게 되면 그만큼만 탄수화물을 섭취하고 나머지는 단백질과 지방으로 채우면 된다. 그 다음에는 단백질 양을 같은 방식으로 조절하여 최적점을 찾으면 나머지가 지방 비율이 된다. 이와 같은 방법을 통해 대영양소의 비율을 맞추는 작업을 튜닝이라 한다.

튜닝을 할 때에는 먹는 음식의 종류와 질도 매우 중요한 요소가 된다. 그러므로 음식의 종류가 달라지면 그 비율도 달라질 수 있다. 따라서 우선은 이 책에서 권하는 음식의 종류로만 제한하여 실천하고 조금씩 그 종류를 넓혀 나가는 방식을 택하는 것이 안전하고 확실한 방법이라 할 수 있다.

자신에게 맞는 대영양소 비율은 고정된 것이 아니라 상황에 따라 달라질 수 있다 그러므로 자신이 처한 상황에 맞춰 추가로 튜닝 작업을 계속해야 한다는 점을 잊지 말길 바란다.

규칙3 : 적절한 혈당을 유지하기 위해 가능한 아침을 챙겨 먹는다.
밤사이 잠을 자는 동안에 공복 상태가 계속 되었을 것이므로 아침에 스트레스 호르몬이 많이 증가하고 혈당은 떨어지게 된다. 갑상선 기능저하증 환자들은 간에 저장된 당분이 부족하기 때문에 이런 상황을 오래 끌고 갈 수가 없다. 따라서 아침에 연료 특히 당분을 공급해 주어야만 혈당을 유지하고 스트레스 호르몬 레벨을 낮출 수 있다. 그리고 아침에 이런 일을 해주어야만 하루 종일 안정된 혈당 상태를 유지하여 갑상선 기능과 대사가 적절하게 기동할 수 있게 된다.

아침을 먹을 때에는 당분만 먹는 것이 아니라 반드시 단백질과 함께 균형을 맞춰줌으로써 하루 종일 대사 기능이 안정된 상태로 유지되게 만들어 주어야 한다.

여기서 보통 아침이라고 하면 잠에서 깨어난 후 1시간 이내에 먹는 것을 말한다. 나중에 갑상선 기능이 호전되면 몸에 저장 당분이 늘어나면서 아침을 조금 늦게 먹어도 되는 일이 생기게 된다. 또한 체중을 감량하길 원하는 사람은 가능한 아침을 늦게 먹는 것이 도움이 된다. 그러므로 이런 판단은 고정된 것이 아니라 자신의 목표가 무엇이냐에 따라 달라질 수 있다는 점을 알고 있으면 된다. 즉, 혈당 조절이냐 체중 관리냐의 차이에 따라 얼마든지 조절할 수 있는 요소인 것이다.

규칙4 : 배고픔이 생기면 혈당을 유지하기 위해 2~3시간 간격으로라도 음식을 먹는다.

이 규칙은 혈당을 유지하기 위해 갑상선 기능저하증 환자에게 적용되는 규칙이다. 그러므로 규칙2와 같은 맥락을 가지고 있다고 보면 된다. 그리고 이는 일반적으로 체중 감량을 위한 식사법과는 다른 규칙임을 분명하게 알고 있어야 한다. 보통 체중 감량을 위해서는 하루 끼니수를 줄일수록 더 유리하다. 때론 하루 1끼의 간헐적 식사법이 필요하기도 하다. 그러나 갑상선 기능저하증으로 혈당 조절이 목표인 경우에는 일단 자주 식사를 해서 갑상선 기능을 살리는 방법을 택해 주어야 한다. 만약 이런 선택을 본인이 혼자 하기 어려운 경우에는 반드시 전문가와 상의하여 결정할 것을 추천한다.

만약 2~3시간 간격으로 음식을 섭취하게 되면 보통 하루 6끼 정도를 먹게 된다. 이럴 경우 절대로 탄수화물 또는 당분만 먹는 식사를 하면 안 된다. 또한 한 번에 많은 양의 식사를 해서는 안 된다. 또한 **식사 때 단백질 식품을 포함시켜** 가능한 식사 간격을 늘리도록 노력해야 한다. 그리고 속이 출출하지 않은 경우에는 정해진 시간이 됐다고 무조건 먹을 필요는 없다. 다시 배가 고파질 때까지 기다렸다가 먹는 연습을 한다. 그러므로 여기에 있어서도 자신의 몸과 꾸준하게 대화하는 습관을 가져야 한다. 그래서 몸이 배고픔을 느낄 때 그에 대응하여 먹는 습관을 들여야 한다.

일반적으로 당분을 많이 섭취하면 쉽게 대사되기 때문에 배고픔도 자주 느끼게 된다. 반대로 단백질과 지질을 많이 섭취하면 소화과정이 길어지기 때문에 배고픔을 느끼는 시간 간격이 길어진다. 그러므로 이런 점을 잘 알고 적절하게 대영양소 비율을 조절하는 법을 배워 두면 매우 유용하게 상황에 적응할 수 있다. (참고 : 규칙 1)

갑상선 기능저하증 환자에서 조금씩 자주 먹으라고 하는 이유가 바로 혈당 유지를 위해서라는 점을 잊지 말길 바란다. 갑상선 기능저하증 환자들은 간에 당분이 충분히 저장되어 있지 못하기 때문에 5~6시간 공복이 되면 혈당 저하와 스트레스 호르몬 상승이 일어나기 때문에 이 점을 잘 알고 그에 맞게 대처하라는 의미지 **결코 많이 먹으라는 의미가 아니라는 점을 분명하게 인식하고 있어야 한다.** 어느 경우가 됐든 많이 섭취하여 다 소비하지 못하면 몸속에 쓰레기가 증가하게 되어 체중이 증가하게 된다는 점을 명심하길 바란다.

미리 식사 계획 짜기

새로운 식사법에 적응하기 위해서는 어느 정도 적응 기간이 필요하다. 이를 위해 사전에 미리 자신이 목표하는 방향에 맞는 식사계획표를 작성하고 이를 실천하는 것이 훨씬 쉽고 실제로 실천하기에도 편하다.

식사 계획표

성공하려면 실천하기 쉬워야 한다. 이 프로그램의 목적은 여러분의 발목을 잡고 있는 대사 덫으로부터 당신을 구출해 자유롭게 만들어 주기 위한 것이다. 그러므로 가능한 여러분이 쉽게 따라 할 수 있도록 식사계획표를 짜는 방법을 알려주고자 한다.

갑상선 기능저하증 식사 계획표 짜는 요령

요령 1 : 사전에 계획 하라.

미리 계획하지 않으면 그것은 실패하는 길로 가기 쉽다. 그러므로 새로운 식사 습관에 적응하기 위해서는 자신이 미리 계획하고 자신의 주변 식사 환경을 그에 맞도록 바꿔주어야 한다. 그렇지 않으면 다시 전에 먹던 상태로 돌아갈 수밖에 없다.

물론 사람마다 각자 사정이 다를 수 있다. 너무 바빠서 식사 계획을 미리 준비하기 어려운 사람도 있을 것이다. 그런 사람은 자신이 가장 신뢰할 만한 배우자나 가족 또는 지인에게 자신에게 맞는 식사를 준비해달라고 부탁을 해야 한다.

다음은 식사 계획을 짤 때 고려할 점들을 적어보았다.
- 바쁜 일정 중에도 빨리 먹을 수 있고 쉽게 구할 수 있는 간식을 선택하고 이를 준비한다.
- 자신에게 맞는 음식으로 도시락을 만들어 가는 방법을 선택한다.
- 뼈국물(사골)이나 다른 음식을 살짝 데울 수 있는 주방기구를 준비한다.
- 바쁜 와중에도 잠시 시간을 내서 식사를 하는 습관을 들인다.
- 핸드폰에 시간 설정을 하여 식사를 먹어야 할 시간에 알람이 울리도록 한다.

요령 2 : 식단짜기

앞서 말한 대로 컴퓨터로 자신의 식단과 식사 시간을 미리 짜서 이를 가지고 다니면서 실천하면 혈당이 떨어지는 일을 당해 허겁지겁 잘못된 음식을 선택하는 실수를 범할 가능성을 최소로 낮출 수 있다.

요령 3 : 집에서 음식을 만들라.

현대 사회는 외식을 권하고 있다. 그러나 외식은 당신만을 위한 식사를 준비해 두지 않는다. 그리고 한 번에 먹어야 할 량을 너무 많이 준다. 또한 가격에 비해 너무 싼 식재료를 사용한다. 대표적인 것이 바로 질이 떨어지는 식용유 기름을 사용하는 것이다. 게다가 많은 양의 가공 식재료를 사용하고 있어 그 속에 무슨 성분들이 들어 있는지 알 수가 없다. 식용유, MSG, 인공 감미료, 인공 방부제, 각종 색소 등은 모두 갑상선 기능을 억제시키는 작용을 한다. 그러므로 이런 것들로 만든 음식을 먹다 보면 자신도 모르게 에너지 레벨이 저하되고 몸이 약해지는 길로 들어서게 된다. 그렇다고 좋은 식당을 찾아가면 되는데 그렇게 하려면 돈과 시간이 많이 들게 된다. 그러므로 각자 집에서 자신이 먹을 것을 미리 만들어 놓고 이를 가지고 다니며 먹는 것이 훨씬 현명한 방법이라 할 수 있다.

요령 4 : 많은 양을 요리하라.

현대인들은 너무도 바쁘게 살고 있다. 그래서 먹을 것을 준비할 시간조차도 없어서 사먹거나 미리 만들어진 가공 식품을 데워서 먹고 있다. 그러므로 나는 여러분에게 한 번에 좀 많은 양을 요리해서 이를 몇 끼에 걸쳐 나눠 먹으라고 권하고 싶다. 즉, 다음번에 먹을 것을 미리 준비해 두었다가 살짝 데워서 먹기만 하면 되게 준비해 두라는 뜻이다.(참고 : 이렇게 데울 때 절대 전자레인지나 전기 오븐을 사용하지 마라.)

그렇다고 너무 많은 양을 요리해 놓아 나중에 상해서 버리는 일은 없어야 한다. 그러므로 최대 이틀 정도 안에 다 먹을 수 있는 정도의 양을 준비하는 것이 적당하다고 생각한다.

특히 주말에는 한 주일 동안 먹을 수 있는 식재료를 준비하고 이 중에서 손이 많이 가는 것을 다듬고 요리하는 시간으로 사용하면 훨씬 수월하게 준비를 할 수 있다.

요령 5 : 준비 시간을 단축시켜라.

앞서 말한 한 번에 많은 양을 요리하는 것도 시간을 줄이는 방법 중 하나이지만 간편하게 먹을 수 있는 단백질 파우더나 양질의 유제품을 준비해 놓는 것도 역시 시간을 절약할 수 있는 방법 중 하나다. 또한 메뉴를 선정할 때 가능한 준비나 조리 시간이 적게 드는 메뉴를 고르도록 한다. 이것은 한편으로 자연스레 생식의 비율을 늘리는 길이 되기도 한다.

이상적인 생활 스타일 개선 방법

이상적으로는 자신에게 스트레스를 주는 일은 모두 거부하라고 말해주고 싶다. 그렇지만 그렇게 하고 살 수는 없기 때문에 각자 현명한 대처 방법을 찾아보길 권하는 수밖에 없다.

내게 맞는 생활스타일 찾기

먼저 제13장 양생 갑상선 기능회복 프로그램 중 스트레스 조절 및 생활 스타일 개선 플랜에서 언급한 내용을 다시 한 번 읽어봐 주길 바란다. 그 중에서 자신이 우선적으로 실천할 수 있는 것들을 찾아내 먼저 실생활에 적용해 본다. 당장 실천할 수 없는 것은 언젠가는 그것을 실천하겠다는 마음가짐으로 기억해 두고 있다가 수시로 이를 적용해 보려고 시도해야 한다.

갑상선 기능저하증 환자들에게 가장 중요한 점이 생활 속 스트레스 감량이기 때문에 이 점을 명심하고 항상 스트레스가 몸에 누적되지 않도록 노력해야 한다. 그래서 조금이라도 스트레스를 느낀다면 심호흡, 명상, 이완 훈련 등을 통해 더 이상 스트레스가 축적되지 않도록 만들어 주어야 한다. 또는 취미 활동을 통해 즐거움을 얻고 관심이 다른 곳으로 분산될 수 있도록 하는 것도 좋은 방법이다. 자신이 좋아하고 즐거움과 재미를 느낄 수 있는 일은 스트레스가 되지 않는다는 점을 기억하면서 말이다.

다음은 자신에게 맞는 생활스타일을 만들어가는 요령 중에서 가장 중요한 것 3가지다.

요령 1 : 독소와 스트레스를 줄이기 위한 생활 속 변화를 한 주일에 한 가지씩 실천한다.

우리가 살고 있는 현대 사회가 곳곳에 독소로 가득 차 있다는 사실은 슬프지만 피할 수 없는 현실이다. 이런 환경 속에서 살아가기 위해서는 가능한 모든 것을 자연 그대로의 친환경 제품으로 바꿔야 한다. 그러나 이것이 쉽지만은 않다. 그래서 조금씩 단계적으로 생활 속의 모든 제품들을 친환경 제품으로 바꿔가는 수밖에 없다. 식품을 유기농으로 바꾸고 의복이나 침구류를 친환경 제품으로 바꾸고 화장품이나 개인용 미용 또는 위생 제품들을 천연 제품으로 바꾸는 등의 노력을 점진적으로 진행해 나갈 수밖에 없다. 물론 이를 한꺼번에 바꾸면 좋기는 하겠지만 비용이 많이 들고 너무 익숙하지 않을 수 있다. 그러므로 몇 개월에 걸쳐 꾸준히 바꿔간다는 생각으로 전진하길 바란다.

요령 2 : 수면은 선택이 아니라 필수다.

밤 시간은 잠을 자지 않으면 모든 사람에게 스트레스를 주는 시간이다. 그러므로 밤에 깨어 있는 사람은 그 어느 때보다도 많은 스트레스를 받게 된다. 특히 갑상선 기능저하증 환자들이 스트레스에 약하기 때문에 밤에 충분한 숙면을 취해야 한다. 잠을 잘 자는 것은 이들에게는 더 이상 양보할 수 없는 필연적인 최후의 보루인 셈이다. 그러므로 잠을 잘 자라는 것은 그냥 권장 사안이 아니라 무조건 실천해야 하는 의무 사항이라고 생각해야 한다.

만약 밤에 잠에서 깨어나는 사람은 식사로 혈당 균형을 맞추는 전략을 좀 더 철저히 세워야 한다. 그리고 이런 문제가 식사 전략만으로 해결되지 않을 경우에는 스트레스 호르몬을 낮춰주는 프로제스테론이나 프레그네놀론 같은 보충제를 사용하는 방법까지 동원하여 잠을 푹 잘 수 있도록 노력해야 한다.

이를 위해 잠자리 옆에 소금을 첨가한 오렌지 주스를 놓아두었다가 중간에 잠에서 깨게 되면 이를 마시는 방법이 스트레스 호르몬을 줄이고 다시 깊은 잠으로 빠져들게 유도하는 효과적인 방법이 될 수 있다. 그러나 아주 심한 수면 장애를 가지고 있는 사람은 이런 간단한 방법으로 해결되지 않는다. 그런 경우에는 이 책에 나온 대로 식생활 개선을 통해 **'몸속 대청소'**를 하면서 간 기능과 부신 기능을 먼저 회복시켜 놓으려는 생각을 가져야 한다. 이런 일은 하루아침에 일어나는 것이 아니기 때문에 너무 초초하게 생각하지 말고 꾸준하게 노력하여 이를 개선하도록 한다. 필요하면 몸을 보호하는 호르몬을 보충해 주는 방법도 고려해 보아야 한다.

요령 3 : 너무 운동을 심하게 하지 마라.

때론 운동을 쉬고 몸에 충분한 휴식 시간을 주는 것이 더 생산적일 수 있다. 그럴 경우 운동 대신에 명상 같은 안정된 휴식 프로그램을 사용하는 것이 도움이 된다. 또는 가볍게 산책을 하는 것도 좋다. 반드시 운동을 해야만 한다는 생각에 짓눌리지 마라. 운동을 해도 가벼운 운동을 하는 것이 좋다.

본 프로그램에서 보충제를 추가하는 방법

때론 보충제가 큰 진전을 가져올 수 있다 그러나 보충제가 절대로 건강한 식사를 대신하지는 못한다는 점을 명심하고 있어야 한다. 즉, 식사가 우선이고 그 다음에 그것을 보충해 주기 위해 사용하는 것이 보충제란 생각을 잊어서는 안 된다.

비타민과 미네랄

본 양생 갑상선 기능회복 프로그램을 열심히 실천하는 동안에도 꾸준하게 섭취할 필요가 있는 것이 바로 핵심 비타민과 미네랄들이다. 이들은 갑상선 기능저하증 환자들이 건강한 식사를 한다고 해도 부족하기 쉬운 영양소들이다. 그러므로 이들을 보충하여 갑상선이 더 빠르고 쉽게 치유될 수 있도록 도와주어야 한다.

때론 혈액 검사를 통해 비타민 D와 같은 영양소들이 부족한지 여부를 판단해 보는 것이 도움이 될 수 있다.

위장관 운동제와 소화효소들(변비와 소화기관의 염증 해소를 위해)

갑상선 기능저하증은 위장관의 연동 운동을 저하시키고 장내 독소의 생산을 증가시키기 때문에 변비 증세를 가지고 있는 경우가 많다. 그래서 많은 사람들이 커피나 마그네슘을 많이 섭취하여 위장관의 연동 운동을 증가시키려는 시도를 한다. 그러나 나는 이런 방법보다는 위장관 운동을 촉진시키는 Cascara Sagrada 같은 약초를 사용해 보도록 권하고 있다. 이 약초는 항염증 작용을 하면서 위장관 내에서 장내 독소들이 생겨나는 것을 줄여주는 작용을 하고 또한 에스트로젠과 스트레스 호르몬의 생산을 모두 낮춰주는 항스트레스 효과도 가지고 있다. 그래서 이 약초를 보충제로 사용하면 큰 부작용 없이 변비와 위장관 염증 증상들을 해소시킬 수 있다.

또한 갑상선 기능저하증 환자들은 대부분 소화효소가 부족하다. 따라서 충분한 양의 소화효소제를 공급해 주는 것이 소화를 돕고 위장관 환경을 개선시키는데 도움을 준다.

우호적인 호르몬 보충

갑상선 기능저하증 환자에서는 우선적으로 식생활 패턴을 교정하여 갑상선 기능을 지원하는 조치를 취해야 한다. 그렇지만 때론 이것만으로 효과가 크게 나타나지 못하는 경우가 있다. 그 이유는 갑상선과 관련된 여러 호르몬 조절 회로들이 서로 얽혀 악순환의 고리를 형성하고 있기 때문이다. 그래서 이런 복잡한 호르몬의 악순환 고리를 깨기 위해서는 반대 작용을 하는 호르몬들을 소량 사용하여 그 불균형을 바로잡을 필요가 있다. 그래야만 정상적인 호르몬들의 균형이 다시 회복되기 시작한다.

예를 들어, 소량의 프로제스테론을 보충해주면 몸이 더 많은 프로제스테론을 스스로 만들어 내어 에스트로젠의 부정적인 영향을 상쇄시키는 작용을 하게 만들 수 있다. 그리고 이런 일은 특별한 요구가 없는 한 일시적으로만 행해지고 장기적으로 행해질 필요는 없다. 또한 이렇게 호르몬 보충을 할 때에는 항상 생리적 사용량 범위 안에서만 사용해야 한다. 많은 양을 사용하여 자칫 또 다른 부작용을 만들어 내고 호르몬 불균형을 더욱 심화시키는 일은 없어야 한다. 이렇게만 사용한다면 생리적 호르몬들로 인한 부작용은 거의 경험할 수 없고 이들이 가져다주는 우수한 보호 효과만의 혜택을 누릴 수 있게 된다.

따라서 우선 프레그네놀론, 프로제스테론(대부분의 경우에 사용이 필요함), 갑상선 호르몬을 가지고 시작해 보는 것이 좋다. 이 3가지 호르몬은 만성 스트레스 싸이클과 에스트로젠 과다 싸이클 고리를 깨는데 있어 함께 시너지 효과를 발휘한다. 단, 주의할 점은 호르몬 보충 요법을 할 때에는 반드시 담당 주치의와 상의하여 적절한 용량으로 시작하고 이를 조절해 나가도록 해야 한다.

하시모토 갑상선염 또는 갑상선종(일명 고이터) 환자일 때에는 처음에 프로제스테론을 사용하는 것을 권하지 않는다. 왜냐하면 이런 경우 프로제스테론이 흡수가 잘되어서 갑상선을 더 자극하여 갑상선 호르몬을 더 빨리 더 많이 생산하여 방출하도록 해서 일시적으로 갑상선 기능항진증 증세를 보일 수 있기 때문이다. 이렇게 되면 환자는 갑상선 호르몬이 너무 많이 배출되어 불편한 증상을 호소하게 된다.

그러므로 하시모토 갑상선염 또는 갑상선종(일명 고이터) 환자에서는 처음에 식이요법과 갑상선 영양보충제를 주는 것으로 제한을 둘 필요가 있다. 그렇게 되면 이들 보충제들이 갑상선 샘으로 하여금 느린 속도로 갑상선 호르몬을 방출하게 만들어 갑상선 기능항진증을 일으키지 않게 만들 수 있다. 만약 프로제스테론을 사용해야겠다고 판단하였으면 아주 소량으로 천천히 사용하여 반응을 보아 가면서 사용량을 조절해야 한다.

본 프로그램을 통해 식생활을 개선하고 프레그네놀론, 프로제스테론, 갑상선 호르몬 3가지를 적절하게 보충해주면 갑상선 기능이 대부분 정상으로 돌아오게 된다. 그러나 일부에서는 그럼에도 불구하고 간 기능 때문에 갑상선 기능이 최적의 상태를 유지 하지 못하는 경우가 있다. 이럴 경우에는 '몸속 대청소'를 통해 몸속 환경을 바로 잡아주면서 영양보충제들을 추가로 조절하는 작업을 해주면 그런 문제마저도 쉽게 극복할 수 있다. 특히 이런 경우에는 T3 성분을 함유한 천연 갑상선 샘조직 건조분말(NDT; natural desiccated thyroid) 제품을 사용하면 아주 놀라운 효과를 볼 수 있다. 본인이 이런 경우라고 생각되면 언제든지 전문의사와 상의하여 사용 여부를 결정하길 바란다.

체온과 맥박수로 진행과정을 추적하는 방법

본 프로그램을 하면서 얼마나 진전이 일어나고 있는지 추적해 보는 것도 필요하다. 우선 주관적으로 자신의 느낌을 확인해 보는 것이 중요하다. 어느 날은 기분이 좋았다가 다른 날은 기분이 저하될 수도 있다. 그래서 이를 좀 더 객관적으로 추적해 보는 것이 바람직하다. 그래야만 자신이 이를 보고 피드백을 받아서 좀 더 잘하고 잘못된 실수를 바로 잡을 수 있게 된다.

진행 과정을 모니터 하는 법

매일 같은 시간에 체온과 맥박수를 측정하여 진전 여부를 확인하는 것이 필요하다. 이 결과를 보고 스스로 피드백을 하여 좀 더 올바른 방향으로 궤도 수정을 해 나가야 한다. 특히 이는 갑상선 영양보충제를 복용하고 있을 때 더욱 중요하다. 나는 갑상선 영양보충제를 먹기 시작한 날부터 적어도 2주 이상은 자신의 체온과 맥박수를 측정하여 이를 기록해 놓으라고 말해준다. 그래야만 섭취하는 갑상선 영양보충제의 용량을 튜닝하는데 도움을 얻을 수 있다.

체온과 맥박수를 측정하는 시간은 다음과 같다.
- 아침에 눈을 뜨자마자 체온과 맥박수를 잰다.
- 매 식사 전에 체온과 맥박수를 잰다.
- 식사 후 20~30분 후에 체온과 맥박수를 잰다.

만약 결과가 좋아서 모든 것이 잘 진척되고 있다면 측정 횟수를 다음과 같이 최소로 줄일 수 있다.
- 아침에 눈을 뜨자마자 체온과 맥박수를 잰다.
- 아침 식사 후 20~30분 뒤에 체온과 맥박수를 잰다.
- 오후 3시경(3PM)에 체온과 맥박수를 잰다.

결과 해석

갑상선 기능이 호전되면 체온이 서서히 오르고 정상화된다. 맥박수도 시간이 갈수록 증가한다. 그러나 맥박수는 체온보다는 오르는 속도가 느리다.

아침 이후에 체온이 증가하여 하루 종일 떨어지지 않고 일정하게 유지되어야 한다. 만약 그렇지 않고 체온이 떨어지면 그것은 혈당이 저하되었다는 신호이다. 그러므로 먹는 식단의 균형을 맞추는데 더 많은 신경을 써야 한다. 만약 신체 활동이나 운동을 해서 그 후에 상당 기간 동안 체온이 오르거나 맥박수가 증가하는 경우에는 이를 무시하고 고려 대상에 넣지 말아야 한다. 체온과 맥박수는 반드시 안정된 상태에서 측정하는 것을 원칙으로 한다.

전체적으로 아침 식사 후에 체온이 37℃에 도달하고 오후 3시경에도 이것을 유지하는 것을 목표로 한다.

체온과 맥박수는 다음과 같은 경우에 활용할 수 있다.

활용1. 식사 튜닝때 이용한다.

식사에서 대영양소 비율을 세밀하게 튜닝할 때 몸이 그에 반응하는 것을 모니터하고 이를 피드백하는 수단으로 체온을 이용할 수 있다. 만약 자신의 새로운 식단으로 인해 체온이 계속 증가한다면 현재 먹고 있는 대영양소의 비율과 영양 성분들이 맞는다는 것을 의미한다. 그러므로 그 방향으로 계속 진행하면 된다.

활용2. 갑상선 보충제를 사용하고 그 용량을 조절할 때 이용한다.

식단과 영양보충제 사용으로 체온이 37℃까지 오르는데 한계가 있다고 판단될 경우에는 추가로 갑상선 호르몬 보충제를 사용할 필요가 있다. 매일 아침에 갑상선 호르몬 보충제를 1/2정씩 늘려가면서 그 날 하루 동안의 체온, 맥박수, 에너지 레벨, 기분 등을 모니터링 한다. 그래서 최적의 용량을 찾아가는 작업을 해야 한다.

이상적으로는 갑상선 보충제를 사용하면서부터 체온이 매일 조금씩 증가하여 약 2주경에 정상까지 올라가야 한다. 예를 들어, 현재 체온이 36.2℃까지 오른다고 하면 이상적인 목표 체온 37℃와의 사이에 0.8℃라는 차이가 존재한다. 이 때 적절한 갑상선 보충제를 사용하여 체온이 매일 0.05℃씩 증가하여 2주 뒤에는 37℃가되게 하면 가장 바람직하다.

만약 체온이 이보다 더 느린 속도로 정상화된다고 하면 갑상선 보충제의 용량을 약간 증량시키고 반대로 너무 빨리 정상화 된다고 하면 용량을 조금 줄이면 된다. 만약 체온이 갑상선 영양보충제를 며칠 동안 섭취한 뒤에도 오르지 않는다고 하면 체온 증가가 보일 때까지 용량을 증가시킨다.

대부분의 현대인들은 인위적으로 체온과 맥박수를 증가시키는 효과를 지니고 있는 스트레스 호르몬을 많이 생산하고 있다. 이런 사람들의 경우에 본 프로그램을 처음 실천하게 되면 스트레스 호르몬들이 조절되면서 체온과 맥박수가 처음에 내려가게 된다. 그래서 갑상선 기능이 더 악화되고 갑상선 호르몬 보충제가 효력을 상실한 것처럼 보인다. 그러나 이는 사실과 다르며 실제로 흔히 나타나는 반응이다. 이것은 스트레스 호르몬이 줄어들기 때문에 나타나는 일시적인 현상이라서 이 때에는 이런 효과를 보완하기 위해 일시적으로 갑상선 호르몬의 일일 용량을 몇 차례 증량시킬 필요가 있다.

그렇지만 갑상선 호르몬제를 너무 많이 섭취할 경우에는 도리어 갑상선 기능항진증이 나타날 수 있고 아드레날린에 더욱 민감해질 수 있다. 그래서 일시적으로 맥박수가 증가하고 불안감이 나타날 수도 있다는 점을 알고 있어야 한다.

또 다른 경우에는 갑상선 호르몬을 얼마나 보충해 주느냐에 상관없이 체온이 37℃까지 도달하지 않는 경우도 종종 있다. 이런 경우에는 갑상선 호르몬 보충제가 아니라 '**몸속 대청소**'가 답이다. 그러므로 간을 포함하여 다른 갑상선 경로상의 문제를 해결하는데 역점을 두어야 한다. 간이 T4를 활성형 T3로 전환시키기 위해서는 몸속 대청소와 더불어 당분, 셀레늄, 아연 등의 영양소가 필요하다. 그러므로 해산물과 당분이 들어간 식사를 좀 더 늘려서 먹는 것처럼 **식이요법**과 **몸속 대청소**를 함께 하면서 기다리면 상당한 효과를 볼 수 있다. 다만 이런 효과가 나타나기까지 어느 정도 시간이 걸린다는 점만 알고 호르몬 보충제처럼 너무 서둘러 사용하지 말고 느긋하게 식사 조절과 몸속 대청소를 꾸준히 실천하면서 기다리면 좋은 결과를 얻을 수 있다.

식사 일지를 작성한다.

나는 모든 환자들에게 꼭 식사 일지를 쓰는 습관을 들이라고 말해준다. 이 작업을 하면 피드백 기전을 통해 무엇이 문제인지 파악할 수 있고 목표에 도달하기 위해 식단에서의 개선점과 보충제 사용 용량 등을 세밀하게 튜닝할 수 있기 때문에 많은 도움을 얻을 수 있다. 게다가 체온까지 함께 기록하는 습관을 들이면 식사로 인해 체온이 변하는 상황을 확실히 알아차릴 수 있어 더욱 이 방법의 중요성을 깨닫게 만들어 준다.

또한 식사 일지는 해당 식사가 자신에게 맞는 식사였는지 아닌지를 바로 파악하는데 도움을 주어 식습관을 교정하는데 매우 효과적이다. 예를 들어 식후에 체온이 오르지 않으면 그 식사는 분명 자신과 맞지 않는 식사였음을 말해주는 것으로 갑상선 기능을 억제시키는 식품을 먹었거나 대영양소 비율이 틀렸을 가능성이 높음을 시사한다. 또한 식사 전에 체온이 너무 떨어져 있는 경우에는 그 이전 식사가 혈당을 충분하게 유지시켜 주지 못한 것으로 판단해 볼 수 있다. 이와 같은 피드백 작업을 통해 식사를 튜닝함으로써 최적의 결과를 얻는데 한층 더 가까이 다가갈 수 있기 때문에 식사일지를 쓰는 습관을 들이는 것이 매우 중요하다. (참고 : 부록 **'식사일지 및 식후반응표'**)

부 록

1. 갑상선 기능저하증 증상 체크 목록

갑상선 호르몬은 모든 세포의 건강과 상태에 영향을 미치기 때문에 갑상선 기능저하증으로 생길 수 있는 증상들은 여러분이 생각하는 것보다 훨씬 많고 다양하다.

다음 체크 목록을 보고 자신의 증상을 체크해 보길 바란다.

갑상선 기능저하증의 증상들은 대부분 나이를 먹어감에 따라 나타나기 시작한다. 그러나 어린 시절에도 갑상선 기능저하증이 나타날 수 있기 때문에 어린 시절과 현재를 구분하여 체크하도록 준비하였다.

갑상선 기능저하증 증상 체크 목록 (자신에게 해당되는 곳에 √표를 하세요.)		
증 상	어린 시절	현재
갑상선 질환으로 진단 받았다		
갑상선 질환의 가족력이 있다.		
부적절하게 체중이 증가 또는 감소하고 있다.		

증 상	어린 시절	현재
다이어트와 운동을 해도 체중을 뺄 수가 없다.		
종종 몸이 부은 듯한 느낌이다.		
몸통 중간으로 체중이 불어나는 경향이 있다.		
식욕이 많지 않다		
자극성(과민성) 장 증후군이 있다.		
변비를 가지고 있다.		
다른 위장관 증상이나 문제를 가지고 있다.		
향이 강한 것(향수, 담배, 연기 등)에 매우 민감하다.		
담석을 가지고 있거나 또는 담낭을 이미 절제했다.		
간에 다른 문제를 가지고 있다.		
다른 사람은 안 그렇다고 하는데 나만 종종 추위를 느낀다.		
손, 발, 코 심지어는 등판이 차갑다. 특히 밤에		
더운 날씨를 잘 참지 못한다.		
피부에 마치 벌레가 있는 것처럼 쏘거나 찌르는 느낌을 받는다.		
계속 피곤하다.		
에너지 레벨이 저하되어 있다.		
몸이 처지고 행동이 느리고 기력이 없다.		
몸을 조금 쓰고 나면 많이 피곤하고 회복되는데 시간이 오래 걸린다.		
운동이나 활동을 하고 나면 더욱 힘들다.		
어떤 과제를 수행하는데 다른 사람보다 더 많은 시간이 걸린다.		
땀나는 양상이 바뀌었다. 땀이 거의 나지 않거나 또는 아주 심하게 난다.		

증 상	어린 시절	현재
머리털이 거칠고 건조하며 약해서 잘 끊어진다.		
머리털이 잘 빠진다.		
피부가 거칠고 건조하며 비늘 같은 각질이 잘 생기고 두껍다.		
오렌지 빛 굳은 살이 있거나 손바닥이 오렌지 빛 톤을 가지고 있다.		
멍이 잘 든다.		
몸에 털이 적은 편이다.(겨드랑이, 가슴, 팔, 다리 등)		
피부가 너무 두꺼워서 윗팔이나 허벅지의 피부를 꼬집을 수 없다.		
얼굴이 부은 편이다. 특히 윗쪽 눈꺼풀 부근		
피부 색이 창백하고 약간 노란색이다.		
여드름이 있다		
손톱이 얇고 약하며 잘 부러진다.		
손톱에 융선(ridge)이 있다.		
눈이 튀어나와 있다.		
눈꺼풀이 부어 있다.		
눈썹의 바깥쪽 1/3 부분이 가늘어지거나 빠져 있다.		
눈에 자갈이 깔려 있는 듯하고 건조하다.		
눈이 빛에 예민하다.		
눈꺼풀이 자주 실룩거린다.		
시력이 약해지고 갑자기 안경을 쓰게 되었다.		
목안이 항상 꽉 찬 느낌이 든다.		
목이 부어있는 듯하다.		
음식을 삼키는 것이 힘들고 식도가 긴장되어 좁아진 느낌이다.		
목소리가 거칠고 귀에 거슬린다.		

증 상	어린 시절	현재
혀가 붓고 가장자리가 솟아있고 이빨자리가 표시나 있다.		
분명하게 말을 전달하기 힘들다.(마치 입안에 무언가 꽉 차 있는 듯하게 말한다.)		
말이 느린 편이다./ 말을 하기가 힘들다.		
만성 잇몸 질환(감염증)이 있다.		
잇몸이 자꾸 위축되어 줄어든다. 또는 과잉 성장한다.		
치아가 부식되는 일이 자주 있다.(충치)		
턱관절염(TMJ)이 있다.		
최근에 코를 자주 곤다.		
수면 무호흡 증후군을 가지고 있다.		
불면증이 있다.		
자주 악몽을 꾼다.		
밤에 중간에 깨어 화장실을 간다.		
아침에 자리에서 일어나기 힘들다.		
관절이나 손 발 등에 통증이 있다.		
관절염을 가지고 있다.		
손목터널증후군이 있었거나 이것이 더 악화된 상태다.		
발바닥에 족저근막염이 있다.		
근육이 약화되어 있다.		
근육에 누르면 아픈 통증 유발점이 있다.		
근육 경련이 있다.(쥐가 자주 난다.)		
아킬레스 건 반사가 저하되어 있다.		
무언가에 집중하는데 힘이 든다.		
ADD/ADHD를 가지고 있다.		
무언가를 기억해 내기가 힘들다.		

증 상	어린 시절	현재
새로운 것을 배우기가 힘들다.		
개념을 이해하기가 힘들다.		
사고 과정이 매우 느리다.		
색깔이 덜 선명하고 최근에 단조로워 보인다.		
불안감이 있다.		
안절부절한 느낌이 든다.		
기분이 쉽게 변한다.(감정 기복이 심하다)		
종종 우울하고 외로운 느낌이 든다.		
부끄럼이 많고 남과 접촉하는 사교성이 부족한 편이다.		
이상한 생각을 하게 된다.		
모든 일상 생활에서 흥미를 잃어가는 듯하다.		
기분이 들떴다가 우울했다 오락가락 한다.(양극성 정서장애, 정신병))		
자주 상기도 감염에 걸린다.(감기, 기관지염, 편도선염 등)		
자주 방광염/요도염에 잘 걸린다.		
자주 곰팡이 감염증 /캔디다증에 잘 걸린다.		
자주 감염성 질환에 잘 걸린다.(바이러스, 기생충 등)		
다른 심한 바이러스나 세균성 감염 질환(소아마비, 결핵 등)에 걸린 적이 있다.		
자가면역질환(예 : 루푸스, 류마치스 등)을 가지고 있다.		
림프절이 아프다.		
빈혈을 가지고 있다.		
알레르기를 가지고 있다.		
귀에서 소리가 난다.(이명)		

증 상	어린 시절	현재
귀지가 많이 생긴다.		
귀에서 물이 나오거나 알 수 없는 통증을 느낀다.		
청력이 많이 저하되어 있다.		
어지럼증이 있다.		
종종 머리가 핑 도는 느낌 든다.		
숨이 짧고 얕으며 가슴이 조이는 듯한 느낌이 든다.		
더 많은 산소를 얻기 위해 하품을 자주 한다.(공기 부족)		
콜레스테롤 레벨이 높다.		
혈압이 불규칙하다.(낮거나 높거나)		
맥박수가 느리다.(분당 70회 이하)		
맥박이 불규칙하다.(부정맥)		
죽상동맥경화증이 있다.(혈관이 딱딱해지는 현상)		
심장에 다른 문제를 가지고 있다.		
출혈이 잘 멎지 않는다.(상처, 잇몸, 코피 등)		
혈액 응고에 문제가 있다.(혈액 응고 장애, 혈전 형성 등)		
암에 걸렸거나 현재 가지고 있다.		
저혈당증세를 경험한다.		
제1형 당뇨를 가지고 있다.		
제2형 당뇨를 가지고 있다.		
성욕이 감퇴된 상태다.		
선천성 성기 기형을 가지고 있다.		
임신하는데 문제가 있다.		

증 상	어린 시절	현재
남자들만 답하세요.		
고환 그리고/또는 성기(페니스)가 줄어들고 더 연약해져 있다.		
발기 능력이 저하되어 있다.		
여자들만 답하세요.		
생리불순이 있다.(불규칙, 길게 나옴, 많이 나옴 등)		
월경통이 심하다.		
자궁근종이 있다.		
유방에 섬유성 낭종이 있다.		
피임약을 복용해 오고 있다.		
현재 피임약을 복용 중이다.		
유산한 적이 있다.		
지난 9개월 동안 임신을 하고 있었다.		
출산 도중 또는 그 후에 과도한 출혈이 있었다.		
과거에 출산 후 갑상선염에 걸린 적이 있다.		
총 점		

남자는 총 117문항

여자는 총 125문항

2. 체온 및 맥박수 측정 기록표

기초 체온이란 휴식 상태에서의 체온을 말한다. 가장 정확한 온도를 알기 위해서는 아침에 자고 일어났을 때 자리에서 일어나 활동을 하기 전의 체온을 재야한다. 이 때 비싼 체온계를 사용할 필요는 없지만 0.1℃ 수준까지 측정할 수 있는 체온계라면 어느 것을 사용하여도 무방하다.

매일 기초 체온을 기록하면서 그 변화를 찾아낸다. 매일 같은 시간에 체온을 재도록 한다.

이 방법은 여성들의 경우 배란일을 찾아내는데도 도움을 준다.

〈사전 준비〉

1. 잠자리 옆에 체온계를 준비해 놓는다. 유리 체온계의 경우 수은 기둥이 바닥까지 내려가게 해 놓고 잔다.
2. 소화가 기초 체온에 영향을 줄 수 있기 때문에 밤에 자기 전에 아무것도 먹지 않고 잔다.

〈아침 기초 체온을 기록하는 방법〉

- 올바른 도구가 필요하다. 유리온도계가 가장 좋다.
- 아침에 일어나자마자 자리에서 나오기 전 1분 동안 입 속에 유리체온계를 넣고 온도를 재라. 만약 디지털 체온계를 사용할 경우에는 입안에 약 4~5분 동안 이것을 갖다 대고 난 다음에 스위치를 켠다.
- 차트에 정확하게 기록한다.

〈식전 및 식후 체온 재는 법〉
- 식후 20분 이내에 안정 상태에서 체온과 맥박수를 측정한다.
- 유리 온도계를 사용하여 1분 이상 입 속 온도를 잰다. 만약 디지털 체온계를 사용할 경우에는 입안에 약 4~5분 동안 이것을 갖다 대고 난 다음에 스위치를 켠다.
- 차트에 정확하게 기록한다.

〈오후 3시 경에 체온 재는 법〉
- 오후 3시경 간식을 먹거나 마시고 난 후 20분 이내에 안정 상태에서 체온과 맥박수를 측정한다.
- 유리 온도계를 사용하여 입 속 온도를 잰다. 만약 디지털 체온계를 사용할 경우에는 입안에 약 4~5분 동안 이것을 갖다 대고 난 다음에 스위치를 켠다.
- 차트에 정확하게 기록한다.

〈맥박수 측정하는 법〉
- 시계(또는 스마트폰)를 이용하여 1분 동안의 맥박수를 측정한다.
- 맥박수는 손목의 요골동맥에서 측정한다.

이를 다음 부록 3에 나오는 "식사일지 및 식후 반응표"에 기록하되 아침 기초체온과 맥박수 만큼은 한달 동안의 추이를 보기 위해 아래 그래프(기초체온 + 맥박수 그래프)에도 같이 기록한다.

참고
- 체온과 맥박수는 항상 안정된 상태에서 측정한다.
- 월경을 하는 여성은 월경 주기 2~4 일째 측정하는 것이 가장 정확하다.

Date	Upon waking*		20 Min After Breakfast		Early Afternoon (3pm)	
	Temp(°F/°C)	Pulse	Temp(°F/°C)	Pulse	Temp(°F/°C)	Pulse

- 정상 체온은 아침 기상 시에는 36.5~36.8℃ 이고 이것이 나중에 37℃까지 증가된다.
- 월경을 하는 여성은 자신의 월경 주기 2~4일째 체온을 측정하는 것이 가장 정확하다.

3. 식사일지 및 식후 반응표

식사일지 및 식후 반응표

날짜: _____   기상시 체온: _____ ℃   기상시 맥박수: _____ (회/분)

식사 1	시간:	체온 및 맥박	식후 반응
	먹은음식	식전 _____ ℃ _____ (회/분) 식후 _____ ℃ _____ (회/분)	식전 식후

식사 2	시간:	체온 및 맥박	식후 반응
	먹은음식	식전 _____ ℃ _____ (회/분) 식후 _____ ℃ _____ (회/분)	식전 식후

식사 3	시간:	체온 및 맥박	식후 반응
	먹은음식	식전 _____ ℃ _____ (회/분) 식후 _____ ℃ _____ (회/분)	식전 식후

식사 4	시간:	체온 및 맥박	식후 반응
	먹은음식	식전 _____ ℃ _____ (회/분) 식후 _____ ℃ _____ (회/분)	식전 식후

식사 5	시간:	체온 및 맥박	식후 반응
	먹은음식	식전 _____ ℃ _____ (회/분) 식후 _____ ℃ _____ (회/분)	식전 식후

식사 6	시간:	체온 및 맥박	식후 반응
	먹은음식	식전 _____ ℃ _____ (회/분) 식후 _____ ℃ _____ (회/분)	식전 식후

맺음말

이 책을 마치면서 나는 여러분들에게 본 프로그램이 자기 수양 및 자기 관리 프로그램이라는 점을 다시 한 번 강조하고자 한다. 그러므로 여러분이 얼마나 열심히 본 프로그램에 매진하느냐에 따라 그 결과가 확연히 달라질 수 있다는 점을 분명하게 밝혀둔다.

갑상선 기능저하는 평생 관리해야 하는 상황이다. 그래서 질환(disease)이라기보다는 상태(condition)라고 보는 것이 옳다. 극단적인 예로 갑상선 샘 조직이 하나도 없는데도 잘 관리하면 얼마든지 건강하게 잘살 수 있는 것이다. 그러므로 갑상선 기능저하증을 갑상선이란 단어에 얽매여 목 앞에 있는 갑상선 샘 조직만 생각하는 근시안적 태도를 버려야 한다. 여기서 내가 말하는 갑상선은 **세포 기능을 대변하는 단어**라고 생각하는 것이 맞다. 즉, 갑상선 기능저하 문제를 자신의 **몸 전체 또는 국소적 세포의 기능저하** 문제로 보아야 한다. 그래야만 이를 해결할 수 있는 효과적인 관리 방법을 찾아낼 수 있게 된다.

사람은 습관의 동물이기 때문에 자신의 건강 역시 평소 자신의 사소한 습관에 의해 결정된다. 갑상선 기능저하증 환자들은 대부분 자신도 모르게 건강을 해치는 잘못된 습관의 터널을 지나온 사람들이다. 그래서 그 길을 계속 가다 보면 나중에 각종 큰 질병으로 고생하다가 마침내 생을 마감하게 된다. 이런 분명한 시나리오를 잘 알고 있는 나로서는 많은 사람들로 하여금 그런 어둠의 터널에서 빠져나와 새로운 희망의 광야로 들어서도록 안내할 무거운 책임을 느낀다.

그래서 나는 나 자신을 포함하여 많은 사람들을 위해 본 양생 갑상선 기능회복 프로그램을 만들었다.

그렇지만 이 프로그램은 어디까지나 여러분이 주역으로 활동하는 프로그램이다. 이 책을 쓴 저자이며 의사인 나는 조연밖에 할 수 없는 프로그램이다. 다시 말해 나는 이 프로그램에서 여러분을 희망의 광야로 안내하기 위한 안내인으로서의 역할밖에 할 수 없다는 점을 분명하게 밝혀둔다. 그러므로 여러분이 자신의 인생길을 가면서 갑상선 기능저하라는 장애물을 만났을 때 나를 잠시 고용한다고 생각하고 이 책을 잘 읽어봐 주길 바란다.

세상은 끊임없이 변하고 그 속에 속한 우리들도 계속 변하기 때문에 영원한 것은 없다. 건강도 마찬가지다. 건강이 약해지면 그것을 다시 바로 잡기 위해 자신의 습관도 바꾸어야 한다. 그래서 새로운 변화에 능동적으로 적응해 나가는 것만이 가장 현명한 방법이라 할 수 있다. 여러분도 이 프로그램을 통해 여러분의 인생 항로에 닥친 험한 파도를 잘 헤쳐 나오는 계기가 되길 바란다.

여러분이 노력하여 여러분의 인생에 닥친 갑상선 기능저하라는 검은 그림자를 잘 관리할 수 있게 된다면 남은 인생을 더 이상 그것의 노예로 살지 않고 건강 자유인으로 거듭 태어나게 될 수 있다는 점을 확실하게 깨닫길 바란다.

이 책이 부디 여러분의 남은 인생길에 소중한 동반자가 되길 희망해보면서 책을 마친다.